Skoglund

Mädchen und Frauen mit ADHS

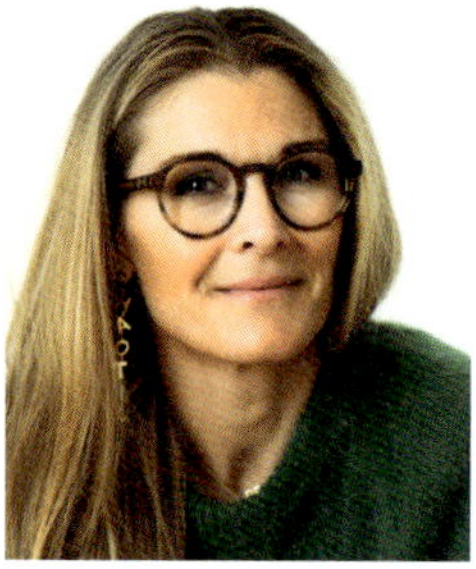

Lotta Borg Skoglund ist als Psychiaterin auf ADHS und ADS bei Mädchen und Frauen spezialisiert und zählt international zu den Expertinnen auf dem Gebiet. Derzeit arbeitet sie als außerordentliche Professorin an der Universität Uppsala, Abteilung für Frauen- und Kindergesundheit, wo sie ihre Forschung zu ADHS, Komorbidität und geschlechtsspezifischen Einflüssen fortsetzt. Ihr besonderes Interesse gilt der Frage, wie Hormone die psychische Gesundheit von Frauen über die gesamte Lebensspanne hinweg beeinflussen. Zusammen mit Kolleginnen und Kollegen aus der ganzen Welt leitet sie die bahnbrechende Forschungsgruppe GODDESS ADHD.
Mehr erfahren Sie unter:
https://www.borgskoglund.se/en und auf ihrem Instagram-Kanal: lottaborgskoglund.

Lotta Borg Skoglund

Mädchen und Frauen mit ADHS

Überraschend anders

Von Pubertät bis Menopause:
Wie Frauen in jeder Lebensphase ihr volles Potential ausschöpfen

TRIAS

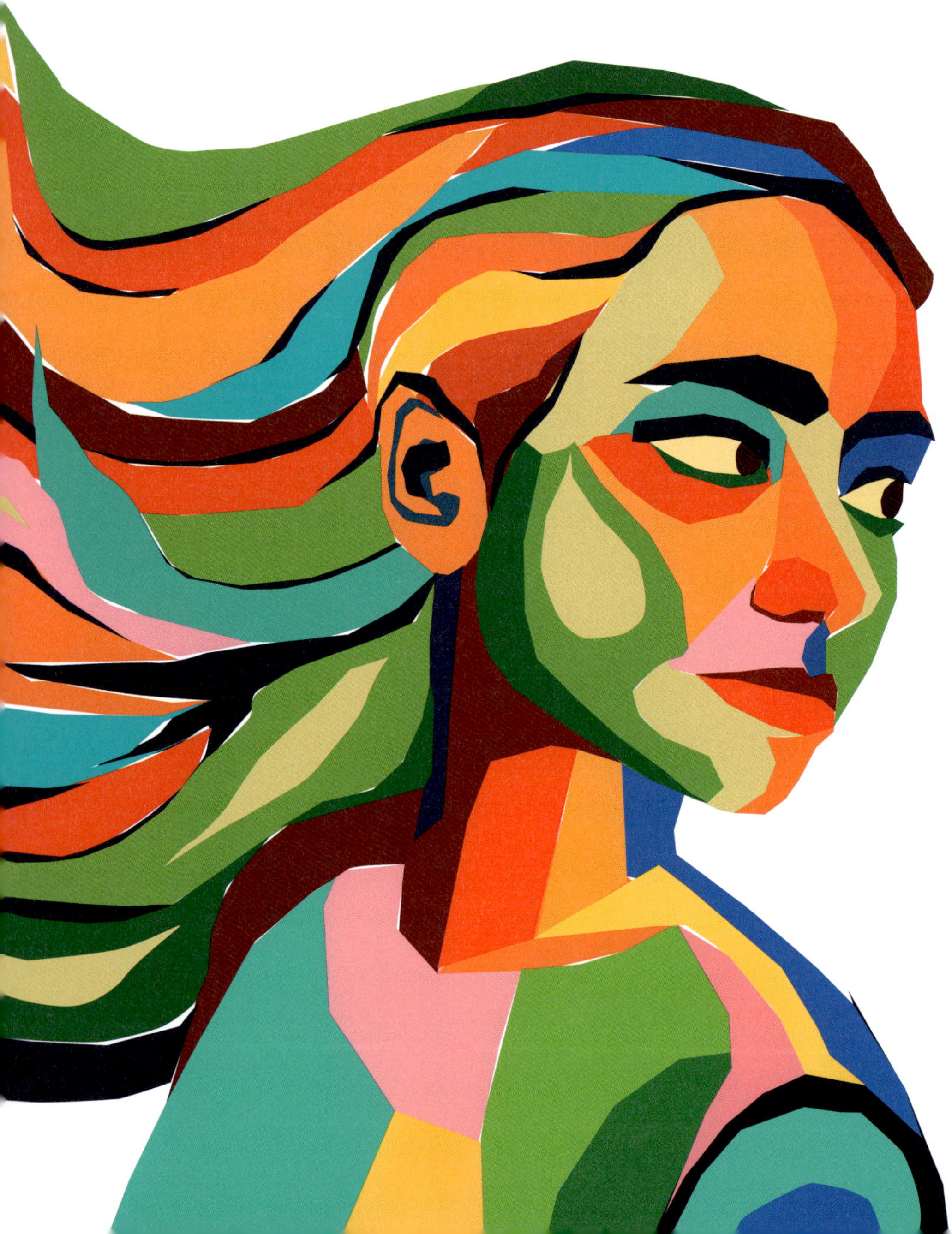

Meine Geschichte 8

Vorwort von Professor Susan Young 10

Vorwort von Ann-Kristin Sandberg 13

Von harten Kämpfen und Misserfolgen 16

Der Hintergrund 23

Soziale Strukturen 23
Biologie 26
Die Geschichte von ADHS 28
ADHS oder ADS? Die verschiedenen Diagnosehandbücher 30
Wie häufig ist ADHS? 32
Was ist ADHS? 34
Was ist ADHS nun wirklich? 37
Die ADHS-Untersuchung 40
Screening und Selbstberichte 41
Der ADHS-Jargon – ein Wörterbuch 42

ADHS und das Gehirn 48

Das Gehirn 48
Die Frontallappen – es gibt ein Morgen 49
Die Belohnungssysteme – Vergnügen um jeden Preis 50
Die Basalganglien – der Autopilot des Gehirns 52
Das Kleinhirn – klein, aber nicht weniger wichtig 53
Konnektivität – die Verkabelung des Gehirns 53
Dopamin – ein wichtiger Akteur 54
Kognition und Bewusstsein – wie wir uns selbst und andere wahrnehmen 56
Exekutive Funktionen – der Kontrollturm des Gehirns 57
Wie hängt das alles miteinander zusammen? 61

Die Hormone 65

Weibliche Hormone und das Gehirn 67
Kindheit 69

Pubertät, Adoleszenz und reproduktive Gesundheit 70
Der Menstruationszyklus 73
PMS oder PMDS 74
Schwangerschaft 75
Geburt und frühe Mutterschaft 76
Menopause und das Älterwerden 78
Sexualität und Beziehungen 80

Die unsichtbaren Mädchen 82
Selbstwertgefühl und Beziehungen 85
Die Erwartungen 88
Wie erkennen wir ADHS bei Mädchen frühzeitig? 89
Was passiert mit den Mädchen, die wir übersehen? 93

Die Emotionen 95
Ablehnungsempfindliche Dysphorie 96
Die Scham und das Geheimnis des Lebens 100

Begleiterkrankungen – Das Leben ist nicht fair 103

Begleiterkrankungen 103
Komorbidität im Laufe des Lebens 104
ADHS, Angstzustände und Affektive Störungen 105
ADHS oder Borderline-Persönlichkeitsstörung? 108
ADHS oder Autismus? 110
Soziale Ängste, Zwangsstörung oder Generalisierte Angststörung? 112
ADHS, Essstörungen und Körperbild 113
Alkohol, Drogen und andere Abhängigkeiten 118
Vielleicht ist nicht nur ADHS daran schuld? 122

Ein Leben mit ADHS 123
Sensorische Verarbeitung und Wahrnehmung 129
Schlafstörungen – kurz nach dem Einschlafen wieder aufstehen müssen 130
Prokrastination – warum heute tun, was ich auf morgen verschieben kann? 133

Routinen, die Mauern errichten 136
Zweifel – ein ständiger Begleiter 137

Familienleben und Beziehungen 139
Natur oder Veranlagung? 139
Eltern sein mit ADHS 141
Der ganz normale Wahnsinn namens Leben 145
Zuneigung – jemanden mit ADHS lieben 146
Wie es ist, einen Elternteil mit ADHS zu haben 151

Arbeitsleben 154
Über die Kunst, zur falschen Zeit zu tagträumen 157

Leistung versus Funktion 161
Der Unterschied zwischen Funktion und Leistung 162
Metakognition – Gedanken über das eigene Denken 163
ADHS und Lebensweisheit 166

Die Jahre vergehen, ADHS bleibt 170
ADHS und das Leben in Einsamkeit 170
ADHS, Demenz, oder beides? 172

Persönliche und professionelle Behandlung 175
Multimodale Behandlung 176
Wie der Lebensstil ADHS verbessern kann 178
Pharmakologische Behandlung 179
Die Geschichte der ADHS-Medikamente 179
Moderne ADHS-Behandlung 180
Setzen wir unsere Patienten unter Drogen? 182

Zum Schluss … 185

Danke 188
Quellenangaben 190
Empfehlungen der Autorin 197

Meine Geschichte

Ich habe mein ganzes Leben mit dem Wissen gelebt, dass ich nicht wie alle anderen bin. Trotzdem habe ich immer an das geglaubt, was andere mir sagen – dass ich mir nur einbilde, dass meine Erfahrungen, meine Probleme und meine Bandbreite an Gefühlen anders sind.

Ich habe es so oft versucht, aufgegeben und wieder angefangen, immer mit dem Gefühl, dass ich es erreichen kann, wenn ich mich nur genug anstrenge: normal zu sein. Alle anderen schaffen das doch auch, oder? Ich habe nie verstanden, warum ich so dumm und faul bin. Warum mache ich die Dinge nicht gleich richtig oder lerne aus meinen Fehlern? Aber ich bin nicht faul. Ich kenne niemanden, der so hart gekämpft hat wie ich.

Erst nach der Diagnose und der richtigen Behandlung wurde mir klar, dass man müde sein kann, ohne traurig zu sein. Dass man traurig sein kann, ohne hungrig zu sein, und dass es völlig in Ordnung ist, sich manchmal zu langweilen.

Jetzt weiß ich, dass ich nicht dumm, nicht faul und nicht nutzlos bin. Meine Diagnose hat mir eine tiefe und aufrichtige Liebe zu mir selbst und ein großes Gefühl der Demut gegenüber dem Leben gegeben. Ich kann mich nicht nur besser um mich selbst kümmern, sondern auch eine bessere Mutter, Freundin, Partnerin und Kollegin sein.

Es ist schon seltsam. Je mehr man sich um sich selbst kümmert, desto mehr Energie hat man für andere Dinge. Es ist nicht so, dass sich alle Wolken verzogen haben und ich ein neuer Mensch bin, seit ich meine Diagnose habe. Ich bin immer noch dieselbe Lotta, mit Phasen emotionaler Unruhe und Krisen des Selbstbewusstseins, die leicht durch Stress und Ängste ausgelöst werden. Der Unterschied ist, dass ich keine Angst mehr habe oder mich nicht mehr für mich selbst schäme.

Ich weiß, dass jeder Sturm vorüberzieht, und ich arbeite ständig daran, den Mut aufzubringen, ruhig im Boot zu sitzen, wenn es windig ist – und die Ruder zu ergreifen und zu rudern, wenn es still ist. Aber es ist so viel einfacher, die Kontrolle zu behalten und an sich selbst zu arbeiten, wenn man versteht, wie man funktioniert und dass es eine Frage der Biologie und nicht der eigenen Entscheidung ist. Meine Diagnose hat eine Win-win-win-win-Situation geschaffen – für mich, für meine Familie, für meine Kollegen und für die Gesellschaft im Allgemeinen. Ich kann nun die Verantwortung für meinen eigenen Anteil an dieser Situation übernehmen, mich besser um mich selbst kümmern und ein reiches, gesundes und würdevollen Leben führen.

Lotta, 48

Vorwort von Professor Susan Young

Mein Weg zu einer Karriere in der klinischen Psychologie mit den Schwerpunkten ADHS und Autismus-Spektrum begann 1993, als ich am Institute of Psychiatry, Psychology and Neuroscience (King's College London) promovierte. Bei meiner Doktorarbeit handelte es sich um eine achtjährige Langzeitstudie mit Mädchen, bei denen im Alter von sieben Jahren entweder ADHS-Symptome, Verhaltensstörungen oder keines von beiden festgestellt worden waren. Ziel war es, die Langzeitfolgen von ADHS bei Mädchen (damals als »hyperaktive Mädchen« bezeichnet) zu untersuchen. Ich besuchte und befragte sie alle in ihrem Zuhause, als sie zwischen 15 und 16 Jahre alt waren. Ich war zu dieser Zeit schwanger und erinnere mich, dass ich die Interviews in letzter Minute abschließen konnte – das letzte lag im Zeitfenster meines errechneten Geburtstermins!

Ich erinnere mich gut an die Mädchen. Eine war schwanger, hatte kein eigenes Zimmer und schlief bei ihrer Mutter im Bett.

Mehrere der Mädchen sprachen mit mir über Selbstmordgedanken und -versuche sowie selbstverletzendes Verhalten. Ein Mädchen erzählte mir, dass sie am Vortag einem Impuls folgend eine große Menge Paracetamol eingenommen hatte mit der Absicht, sich das Leben zu nehmen.

Viele der Mädchen sprachen von emotionalen Dysregulationen; einige hatten Gewaltausbrüche und ich erinnere mich, dass ein Mädchen ein Messer herauszog, das sie »für alle Fälle« unter ihrem Stuhl versteckt hatte. Sie hatten oft Schwierigkeiten in der Schule, mussten nachsitzen und viele von ihnen schwänzten den Unterricht. Ihre schulischen Leistungen waren nicht gut; zwei der Mädchen hatten die Schule ohne Abschluss verlassen. Eine von ihnen bekam einen Job im Einzelhandel, wurde aber schon nach wenigen Tagen wieder entlassen. Die Beziehungen zu Gleichaltrigen waren gestört; sie beschrieben, dass sie sich sozial isoliert fühlten. Fast allen fehlte ein soziales Netz von unterstützenden Freundschaften; sie hatten niemanden, mit dem sie über ihre Probleme sprechen oder ihre Geheimnisse teilen konnten. Einige hatten gute Beziehungen zu ihrer Familie, andere nicht. Es war klar, dass es ihnen an funktionierenden Bewältigungsstrategien fehlte, sodass sie verloren waren, wenn wenn sie – wie viele Heranwachsende in diesem Alter – mit Schwierigkeiten und Problemen konfrontiert wurden. Sie lebten in den Tag hinein und dachten nicht an die Zukunft; sie waren wie Blätter im Wind.

Ich habe diese Mädchen nie vergessen. Heute wären sie etwa 45 Jahre alt, und ich habe mich oft gefragt, was aus ihnen geworden ist. Dieses Buch gibt mir die Antworten – Lotta Skoglund erreicht ihr Ziel, »zu beschreiben, wie es sein kann, mit ADHS zu leben, als Frau und in verschiedenen Lebensabschnitten«. Wir wissen leider, dass Mädchen und Frauen mit ADHS jahrelang »unter dem Radar« geblieben sind. Weil sie keine »ungestümen Jungen« sind, die den stereotypen Erwartungen an ADHS entsprechen, werden sie nicht erkannt. Sie sind die unsichtbare Gruppe, die allein kämpft und oft immer mehr Kummer, Enttäuschung, Frustration und Verzweiflung anhäuft, während sie durchs Leben geht. Manche Menschen sprechen von ADHS als ihrer »Superkraft«; ein paar unter ihnen sind Frauen, und dieser Begriff unterschlägt einfach die Anstrengungen, die es braucht, um ihre Kämpfe zu bewältigen und ihre Schwierigkeiten zu verschleiern.

Dieses Buch zeichnet ihre Reise nach. Es gibt gute Zeiten, es gibt schlechte Zeiten und es gibt Stürme. Wenn ich an die Mädchen zurückdenke, die ich vor all den Jahren interviewt habe, frage ich mich, ob bei einer von ihnen eine Diagnose gestellt und eine Behandlung durchgeführt wurde, und wenn ja, ob es ihnen damit besser ging?

Gespickt mit herzergreifenden Charakterskizzen, die viele Leserinnen (und Leser) ansprechen werden, und in »benutzerfreundlicher« Sprache bietet dieses Buch einen psychoedukativen Ansatz, der ADHS und ihre Diagnose entmystifiziert. Lotta Borg Skoglund beschreibt, was im ADHS-Gehirn vor sich geht, an der Schnittstelle zu hormonellen Veränderungen und psychiatrischen Begleiterkrankungen. Sie erklärt, wie sich ADHS auf die Erwartungen des Einzelnen an sich selbst und an andere auswirkt und wie es die Lebenszufriedenheit und das persönliche Wohlbefinden beeinflusst. Sie erklärt, wie es sich auf die verschiedenen Rollen auswirkt, die wir in unterschiedlichen Lebensbereichen einnehmen – zu Hause, in der Schule, bei der Arbeit, in der Gesellschaft, während der Schwangerschaft, als Mutter, in der Partnerschaft, in Freundschaften und in der Familie. Sie geht darauf ein, wie sich dies im Laufe der Zeit verändert (Kindheit, Jugend, Lebensmitte und höheres Alter).

Lotta scheut sich nicht, die Dinge beim Namen zu nennen. Sie spricht die Schwierigkeiten direkt an; das wird die Leserin oder den Leser darin bestärken, dass sie nicht die Einzige ist, die sich überfordert fühlt und nicht in der Lage ist, mit inneren Anspannungen umzugehen – dass, wenn sie sich missverstanden und allein fühlen, manche Frauen zu Alkohol und Drogen greifen, um durchzuhalten. Wichtig ist, dass Lotta sich positiven Maßnahmen zuwendet, sowohl professionellen als auch persönlichen. Ein Leuchtfeuer der Hoffnung.

Jede Gesundheitsfachkraft und alle, die mit Mädchen und Frauen mit ADHS arbeiten, sollten dieses Buch lesen. Jedes Mädchen und jede Frau, die ADHS hat oder glaubt, ADHS zu haben, sollte es lesen. Es wird ihnen ein Gefühl der Bestätigung geben, zu wissen, dass es Menschen »da draußen« gibt, die sie verstehen. Es wird ihnen helfen, sich selbst besser zu verstehen, indem es die Fragen nach dem »Wie« und »Warum« beantwortet. Es wird sie anleiten, über das »Was« in ihrer Zukunft nachzudenken. Es wird ihnen helfen zu erkennen, dass sie keine Blätter im Wind sein müssen.

Professor Susan Young,
BSc, PhD, DClinPsy, CPsychol, CSci, AFBPS

Vorwort von Ann-Kristin Sandberg

Wenn sie den Begriff Aufmerksamkeitsdefizit-/Hyperaktivitätsstörung (ADHS) zum ersten Mal hören, denken die meisten Menschen immer noch an einen störenden oder ungezogenen Jungen. Jungen neigen eher zu externalisierendem Verhalten, das kaum überhört und übersehen werden kann. Infolgedessen werden die Schwierigkeiten und besonderen Bedürfnisse von Mädchen und Frauen leicht übersehen, da sie sich oft auf andere Weise äußern. ADHS wird bei Mädchen und Frauen oft später erkannt als bei Jungen, was unnötiges Leid verursacht, mit manchmal schwerwiegenden Folgen. Die Realität, die sich hinter diesen gravierenden Ungleichheiten verbirgt, ist das Thema dieses Buches, und deshalb habe ich es mit großer Neugierde gelesen.

Lotta Borg Skoglund füllt eine Lücke in unserem Wissen darüber, wie es ist, ein Mädchen oder eine Frau zu sein, die mit ADHS lebt. In vorbildlicher Weise geht sie über diagnostische Kriterien und Symptombeschreibungen hinaus, obwohl auch diese Themen angesprochen werden. Eine der vielen Stärken des Buches sind die Lebensgeschichten, die ein echtes Verständnis dafür schaffen, mit welchen Herausforderungen die Frauen im Laufe ihres Lebens gerungen haben. Bewusstsein und Anerkennung sind wertvoll, insbesondere für diejenigen, die Hilfe und Unterstützung suchen.

Meiner Erfahrung nach fällt es vielen Menschen schwer zu glauben, dass jemand, der oberflächlich betrachtet so gut zu funktionieren scheint, mit einem innerlichen Chaos zu kämpfen hat, das es schwierig macht, das zu bewältigen, was anderen so leichtfällt. Viel zu oft wird Unfähigkeit als Unwilligkeit interpretiert. Die Hilfesuchende läuft Gefahr, nicht ernst genommen zu werden, was ihr Gefühl, eine Außenseiterin, eine Versagerin zu sein, noch verstärkt.

Lotta geht auch auf die populäre Debatte über ADHS ein, in der vereinfachend verschiedene Stärken hervorgehoben werden, die angeblich mit der Diagnose einhergehen – Eigenschaften wie Kreativität, Mut, Innovationskraft, Neugier und die Fähigkeit, zu sehen, was andere nicht sehen. Manche Menschen bezeichnen ADHS sogar als Superkraft. Die Wirklichkeit ist jedoch oft ganz anders. In diesem Buch lesen wir von Frauen, die sich durch den Tag quälen und nie verstehen, warum für sie alles immer so viel schwieriger und komplizierter wird.

In vielen Situationen sind die Erwartungen an das Verhalten von Mädchen und Frauen immer noch ungerechtfertigt hoch. Dies übt einen enormen Druck auf diejenigen mit ADHS aus, die sich ohnehin schon übermäßig anstrengen, um akzeptiert zu werden. Nicht das schaffen zu können, was anderen so leichtzufallen scheint, führt zu ständigem Stress und sinkendem Selbstwertgefühl. Wenn Mädchen erwachsen werden, können sich die Erwartungen, einen Beruf und eine Familie zu managen, als zu hoch erweisen, und viel zu viele junge Frauen werden wegen Depressionen oder Burnout krankgeschrieben. Der Weg dort heraus ist leider oft sehr lang.

Die Verbreitung von Fakten und die Sensibilisierung der Gesellschaft für die Schwierigkeiten von ADHS sind ein wichtiger Teil der Verbesserung der Unterstützung für diese stark benachteiligte Gruppe. Sie braucht Unterstützung, um die negativen Auswirkungen zu bekämpfen, die ADHS häufig auf ihre Gesundheit, ihre schulischen und beruflichen Leistungen, ihre persönlichen Beziehungen und ihre Lebensgrundlagen hat.

Gelegentlich habe ich gehört, dass Fachleute im Gesundheitswesen ADHS als »leichte Psychose« bezeichnen. Natürlich gibt es erhebliche individuelle Unterschiede in Bezug auf den Schweregrad und das Ausmaß der funktionellen Beeinträchtigung, aber wir müssen bedenken, dass viele Menschen mit ADHS ein anspruchsvolleres Leben führen als andere, unabhängig davon, was man von außen sehen kann. Daten aus verschiedenen Studien deuten – auf Gruppenebene – auf ein deutlich erhöhtes Risiko für ernsthafte gesundheitliche Bedürfnisse, Krankenstand, Arbeitslosigkeit, Scheidung, verkürzte Lebenserwartung und Suizid hin.

Natürlich verfügt jeder Mensch mit ADHS über ein einzigartiges Potential – aber um es zu entfalten bedarf es besserer Bedingungen, als sie die Gesellschaft derzeit bietet. Jeder Mensch mit ADHS braucht eine individuelle und maßgeschneiderte Unterstützung in der Schule, eine angemessene medizinische Versorgung ohne lange Wartezeiten und ein einladendes Arbeitsumfeld mit angemessenen Vorkehrungen.

Dieses Buch bietet eine gründliche Darstellung dessen, was derzeit über das ADHS-Gehirn bekannt ist, die Bedeutung von Geschlecht und Gender, wie es ist, mit ADHS zu leben, und welche Art von Unterstützung und Anpassungen empfohlen werden. Es öffnet einen Blick auf die harte Realität, die viele Frauen ertragen müssen, aber es bietet auch Hoffnung durch Zeugnisse verbesserter Selbstwirksamkeit und wirksamer Therapien. Die Chancen, sich besser zu fühlen und das Leben zu meistern, stehen gut – wenn man Unterstützung sucht und erhält.

Abschließend gibt das Buch einen Ausblick darauf, wie die Zukunft für diese Gruppe aussehen wird. Lotta Borg Skoglund teilt die Hoffnungen meiner Organisation »Attention«, dass wir Mädchen und Frauen mit ADHS auf der Grundlage der einzigartigen Herausforderungen, die die Natur und unsere sozialen Strukturen ihnen auferlegen, schließlich besser verstehen und auf sie eingehen werden. Dieses Buch wird daher ein wichtiges Instrument sein, um eine weniger vorurteilsbeladene und eine akzeptierende Gesellschaft zu schaffen, in der die Individuen sie selbst sein dürfen, ohne unter Druck gesetzt zu werden, normativen Stereotypen zu entsprechen.

Ich hoffe, dass es bei den Frauen, ihren Familien, den Fachleuten, die mit ihnen zu tun haben, und bei allen anderen, die mehr über ADHS erfahren wollen, weite Verbreitung findet.

Ann-Kristin Sandberg
Abteilungsleiterin der Schwedischen Nationalen
Patientenvereinigung für ADHS, Riksförbundet Attention

1 Von harten Kämpfen und Misserfolgen

Ich bin Allgemeinmedizinerin und Psychiaterin und habe mich auf ADHS, Sucht und andere Komorbiditäten spezialisiert, die bei Kindern und Erwachsenen mit neurologischen Entwicklungsstörungen besonders häufig auftreten. Außerdem bin ich Professorin für Psychiatrie an der Universität Uppsala und am Karolinska Institutet, und im Laufe der Jahre hat sich meine Forschung auf geschlechtsspezifische Aspekte von neurologischen Entwicklungsstörungen, Sucht, emotionaler Dysregulation, reproduktiver Gesundheit und Sexualhormonen bei ADHS konzentriert.

In den Jahren meiner Tätigkeit als Ärztin habe ich so viele Mädchen und Frauen kennengelernt, die unglaublich hart kämpfen mussten, nur um die grundlegenden Dinge des Lebens zu bewältigen. Trotz ihrer Intelligenz oder ihrer Talente, trotz ihres unermüdlichen Einsatzes und ihrer ständigen Neuanfänge berichten sie, dass sie ihr Leben einfach nicht auf die Reihe bekommen. Bedauerlicherweise haben weder die Wissenschaft noch die Gesundheitsdienste ein wirkliches Interesse an den besonderen Herausforderungen gezeigt, mit denen Mädchen und Frauen mit ADHS konfrontiert sind, und es ist erschreckend wenig über diese große Gruppe von Menschen bekannt, die sich abmühen und stark benachteiligt sind.

Wenn Sie das nur allzu gut nachvollziehen können, ist dieses Buch genau das Richtige für Sie.

Ich hatte vor, ein Buch zu schreiben, in dem ich die Forschungsergebnisse über die Besonderheit von ADHS bei Mädchen und Frauen darlege. Mir wurde schnell klar, dass dies kein besonders dickes Buch werden würde – eher ein Faltblatt oder höchstens ein Büchlein. Nachdem ich die Literaturlage zu ADHS gesichtet hatte, stellte ich fest, dass diese in Bezug auf Frauen äußerst dünn ist. Wenn also die ADHS-Forscher (mit einigen wichtigen Ausnahmen, wohlgemerkt) es nicht für wichtig genug erachtet haben, die Unterschiede zwischen Frauen und Männern mit ADHS zu untersuchen, warum bestehe ich, eine auf ADHS spezialisierte Psychiaterin und Forscherin, dann immer noch darauf, dass geschlechtsspezifische Aspekte angesprochen werden müssen? Warum müssen wir über Geschlechtsunterschiede diskutieren? Sollten wir nicht alle gleich behandelt werden, unabhängig von Geschlecht, Gender oder Diagnose? In einer perfekten Welt wäre es selbstverständlich, dass wir eine medizinische Versorgung und persönliche Behandlung auf der Basis unserer individuellen Eigenschaften erhalten. Leider ist das noch nicht der Fall. Und ob es uns nun gefällt oder nicht – es gibt wichtige biologische Unterschiede zwischen Männern und Frauen, die berücksichtigt werden müssen.

Kann man die derzeitige Unterstützung und Behandlung bei ADHS als fair und gleichberechtigt betrachten, wenn sie auf der männlichen Norm basiert? Das glaube ich nicht. Wenn wir außerdem nicht berücksichtigen, wie die Körper und Gehirne von Männern und Frauen aufgebaut sind, wird die Gleichbehandlung Konsequenzen für diejenigen haben, die sich an die akzeptierte Norm anpassen müssen. Wir übersehen Mädchen mit ADHS, weil wir nach Symptomen suchen, die bei Jungen vorkommen. Wir schließen Mädchen und junge Frauen von einer wirksamen Behandlung aus, weil die meisten pharmakologischen Studien über Medikamente und Dosierungen an Jungen und Männern durchgeführt werden.

ADHS ist bei beiden Geschlechtern dieselbe Störung, aber wie wir anhand der Geschichten in diesem Buch verstehen werden, kann sie sich auf unterschiedliche Weise zeigen. Sowohl biologische Unterschiede als auch eine Gesellschaft, die Mädchen und Jungen, Frauen und Männern nach wie vor unterschiedliche soziale und kulturelle Erwartungen auferlegt, tragen dazu bei.

Die persönlichen Geschichten und Erfahrungen, die in diesem Buch erzählt werden, sind echt, auch wenn oft persönliche Details geändert wurden, um ihre Identität zu schützen. Alle Frauen und Mädchen, die in diesem Buch zu Wort kommen, haben mir ihr Einverständnis gegeben, dass ich ihre Geschichten erzähle, und viele haben mich sogar dazu gedrängt, in der Hoffnung, dass sich andere mit ihren Problemen identifizieren können.

Wir können viel von ihnen lernen. Sie alle haben Wege durch oder um die Schwierigkeiten gefunden, die ihre ADHS ihnen beschert hat – clevere Strategien und geniale, hilfreiche Lösungen, die sie mit anderen teilen wollen.

Dieses Buch bietet kein Patentrezept aus Selbsthilfe-Handbüchern. Es handelt sich auch nicht um einen umfassenden oder vollständigen Überblick über ADHS. Dennoch ergänzen diese Tipps und Tricks, basierend auf meiner Erfahrung mit den durch evidenzbasierte Richtlinien empfohlenen Unterstützungs- und Behandlungsansätzen, die traditionellen Behandlungen und Angebote des Gesundheitswesens. Mein aufrichtiger Wunsch ist es, dass durch die Bereitstellung wichtiger Werkzeuge wie Selbstwirksamkeit, Selbstachtung und Selbstverantwortung Einzelpersonen Inspiration und Orientierung finden können, unabhängig von einer Diagnose.

In letzter Zeit scheint es, als würden die Medien diejenigen, die mit psychischen Problemen zu kämpfen haben und deren Kinder Schwierigkeiten haben, verstärkt dazu auffordern, »sich zusammenzureißen«. Nicht selten drehen sich diese vereinfachten Darstellungen auch um ADHS und andere »Buchstabenkombinationen«, und manchmal scheint es, dass »heutzutage jeder irgendeine Kombination von irgendetwas haben muss«.

Wenn ich jedoch von ADHS spreche, meine ich nicht Kinder, Jugendliche und Erwachsene, die plötzlich einen Tiefpunkt erreicht haben oder die in schwierigen Lebenssituationen zu kämpfen haben. Vielmehr handelt es sich in der Regel um ein *ganzes Leben*, in dem man unermüdlich hart kämpft und scheitert, häufig ohne eine eindeutige Diagnose oder mit mehreren Diagnosen in unterschiedlichen Kombinationen. Aber oft gibt es keine einzige spezifische Diagnose, die das Problem wirklich auf den Punkt zu bringen scheint.

In der Tat kommt es bei ADHS häufig vor, dass Stunden, Wochen oder sogar Jahre einer fehlgeleiteten und kostspieligen Therapie zu falschen Medikamenten und fehlerhaften Ratschlägen führen. Diese falsche Beratung ist problematisch für Menschen, die ihr »Bauchgefühl« nie verstanden haben oder die Hunderte von widersprüchlichen Instinkten empfinden. Wenn man nach Antworten sucht, ohne sich zuvor ein geeignetes Erklärungsmodell zu beschaffen, ist es leicht, den falschen Ratschlägen der Mehrheit zu folgen – also derjenigen, die keine ADHS haben.

Viele Mädchen und Frauen erzählen mir, dass sie, solange sie sich erinnern können, in einem Zustand ständiger Zweifel an sich selbst und an ihrem Selbstwertgefühl gelebt haben. Viele haben von klein auf gewusst, dass »etwas nicht stimmt« und dass sie »irgendwie anders« sind, haben aber nie die richtigen Worte für diese quälenden, beschämenden Gefühle gefunden. ADHS äußert sich von Mensch zu Mensch unterschiedlich. Deshalb tasten sich viele Frauen durchs Leben und landen schnell bei Selbsthilfekuren oder wohlmeinenden, aber unwissenden Samaritern. Vielleicht fragen sie sich, warum ihr innerer Motor nie stillzustehen scheint und wie sie all ihre parallelen Gedankengänge in den Griff bekommen sollen. Oder sie fragen sich, warum ihr Motor nicht anspringt, obwohl sie wissen, dass sie wichtige Dinge zu erledigen haben. Oder warum sie eine Sache beginnen, eine andere vergessen, über eine dritte stolpern und eine vierte auf den Boden fallen lassen. Warum fällt es ihnen so schwer, im Augenblick zu bleiben und zuzuhören, und warum schweifen ihre Gedanken ständig ab? Viele fühlen sich ausgestoßen, als könnten sie nie dazugehören, und schließlich werden viele eine extreme und quälende Einsamkeit erleben.

Dank umfangreicher Forschungsarbeiten und langjähriger klinischer Erfahrung wissen wir heute, dass ADHS eine entwicklungsneurologische, biologische Erkrankung ist, bei der bestimmte Gehirnfunktionen in ihrer Reifung erheblich verzögert sind. Wir wissen auch sehr viel, aber bei weitem nicht alles darüber, was den Problemen, die ADHS verursacht, zugrunde liegt. Angesichts all dieser Erkenntnisse zu behaupten, ADHS sei eine erfundene Diagnose oder eine Entschuldigung für schlampiges Verhalten, zeugt von bemerkenswerter Ignoranz und Arroganz.

Es gibt genügend Untersuchungen, die auf die Kosten für den Einzelnen und die Gesellschaft hinweisen, wenn wir nichts unternehmen. Aber es ist auch schädlich, ein falsches Erklärungsmodell und folglich eine falsche Behandlung zu erhalten. Im schlimmsten Fall verzögern bestimmte pharmakologische Behandlungen oder Therapien nicht nur die richtige Diagnose, sondern können auch die ADHS-Symptome verschlimmern. Darüber hinaus können sich wiederholte fehlgeleitete psychologische Interventionen als nachteilig für den Einzelnen erweisen, der immer wieder daran scheitern wird, fehlerhafte Ratschläge, die die zugrunde liegende ADHS nicht berücksichtigen, zu befolgen.

Wie kann es also sein, dass eine so häufige und gut verstandene Diagnose immer noch so kontrovers und umstritten ist? Und wie kann es sein, dass so viele Menschen erst nach einem langen Leben erkennen, dass ihre ADHS ein Muster von Hindernissen und Misserfolgen geschaffen hat? Dafür gibt es wahrscheinlich so viele Gründe wie es Menschen mit ADHS gibt. Ein wichtiger Grund, warum wir diese Diagnose übersehen und missverstehen, ist jedoch, dass sich ADHS bei verschiedenen Menschen so unterschiedlich darstellen kann. Ein weiterer Grund ist, dass sich ADHS in verschiedenen Phasen des Lebens einer Person so unterschiedlich äußern kann. Ein dritter Grund ist, dass es sowohl für die Person mit der Diagnose als auch für ihr Umfeld so schwierig ist, zu verstehen, dass das, was an einem Tag funktioniert, am nächsten Tag nicht mehr funktioniert.

Heute erkennen wir ADHS als mehrdimensionale oder kontinuierliche Diagnose mit Merkmalen an, die wir alle in dem einen oder anderen Maße besitzen. Diejenigen, bei denen ADHS diagnostiziert wird, weisen diese Merkmale in so hohem Maße auf, dass sie funktionelle Beeinträchtigungen im Alltag haben, was zu Funktionsstörungen und mentalen Gesundheitsproblemen führt. [71] Wir wissen auch, dass es bei ADHS eine multifaktorielle Kausalität gibt, bei der genetische und umweltbedingte Faktoren zusammenwirken und für jeden Einzelnen ein einzigartiges Modell der Anfälligkeit schaffen. Letztendlich tragen wir alle Genvarianten, die mit ADHS-Merkmalen assoziiert sind, in uns, und wir alle sind – in höherem oder geringerem Maße – Umweltfaktoren ausgesetzt, die unser individuelles Risiko erhöhen oder verringern. Kein einzelnes Gen und kein einzelner Umweltfaktor ist notwendig oder ausreichend, und Menschen mit ADHS sind nicht qualitativ oder merklich anders als Menschen ohne diese Diagnose. [72]

Die ADHS-Diagnose ist, genau wie andere psychiatrische Diagnosen, im Wesentlichen nur die Beschreibung einer Vielzahl von Symptomen, Verhaltensweisen und Problemen im Leben einer Person. Es gibt keine medizinischen Tests, Bluntuntersuchungen oder radiologischen Untersuchungen, die eindeutig beweisen könnten, dass Sie die Diagnose ADHS haben oder nicht. Vielmehr ist ADHS durch Symptome in zwei grundlegenden Bereichen gekennzeichnet: *Unaufmerksamkeit* und *Hyperaktivität/Impulsivität*. Damit bei einem Kind ADHS diagnostiziert werden kann, muss es mindestens sechs von neun Kriterien in einem oder beiden Bereichen erfüllen. Mathematisch begabte Menschen können ausrechnen, dass alle möglichen Kombinationen dieser 18 Kriterien 116.220 Möglichkeiten ergeben, wie sich ADHS bei einer Person manifestieren kann. Wenn Sie mir also sagen, dass Sie ADHS haben, weiß ich immer noch sehr wenig über Sie und Ihr Leben.

Mein Ziel beim Schreiben dieses Buches ist es, über diese diagnostischen Kriterien hinaus zu beschreiben, wie es sein kann, mit ADHS zu leben, als Frau und in verschiedenen Lebensabschnitten. Ich werde einen Überblick darüber geben, was die moderne Neurowissenschaft über die Funktionsweise des ADHS-Gehirns aussagt, und eine populärwissenschaftliche und eine, wie ich hoffe, umfassende Darstellung dessen geben, was wir derzeit über die Entstehungsursachen und die zugrundeliegenden Mechanismen von ADHS wissen, mit besonderem Augenmerk darauf, wie sich ADHS bei Mädchen und Frauen manifestieren und von ihnen erlebt werden kann. In diesem Zusammenhang ist es wichtig, darauf hinzuweisen, dass das, was ich hier beschreibe, auf den besten heute verfügbaren wissenschaftlichen Erkenntnissen beruht und dass ich mein Bestes getan habe, um recht komplexe Prozesse und Zusammenhänge zu vereinfachen. Darüber hinaus hat es seit der Veröffentlichung der ersten Auflage dieses Buches in schwedischer Sprache im Jahr 2019 einige wesentliche Ergänzungen in der aktuellen wissenschaftlichen Literatur gegeben. Am wichtigsten ist, dass Professor Susan Young und Kollegen eine lang erwartete, wichtige und einflussreiche Konsenserklärung von Experten zur Identifizierung und Behandlung von ADHS bei Frauen über die gesamte Lebensspanne hinweg veröffentlicht haben. [119]

Manchmal, wenn ich meinen eigenen Text lese, habe ich das Gefühl, dass wir das Rätsel, wie das ADHS-Gehirn funktioniert, gelöst haben. Nichts könnte weiter von der Wahrheit entfernt sein. Wir sind noch weit davon entfernt, genau zu verstehen, wie unser komplexes Gehirn funktioniert und was passiert, wenn etwas anders funktioniert.

Am Ende des Buches befindet sich eine Liste mit Referenzen und weiterführender Literatur für alle, die das Thema vertiefen möchten. Ich empfehle insbesondere den hervorragenden Forschungsüberblick von Professor Young und Kollegen aus dem Jahr 2020, »Females with ADHS: An expert consensus statement taking a lifespan approach providing guidance for the identification and treatment of attention-deficit/hyperactivity disorder in girls and women«, veröffentlicht in *BMC Psychiatry*. [119]

Ihr selektiver Überblick über die Forschungsliteratur zu ADHS bei Mädchen und Frauen bietet eine Anleitung zur Verbesserung der Identifizierung, Behandlung und Unterstützung von Mädchen und Frauen mit ADHS über die gesamte Lebensspanne hinweg.

2 Der Hintergrund

Da wir immer besser in der Lage sind, ADHS zu erkennen und zu beschreiben, wird bei immer mehr Menschen eine Diagnose gestellt, insbesondere bei erwachsenen Frauen. Aber warum ist das so? Erleben wir eine ADHS-Epidemie bei älteren Frauen? Oder betrachten wir ADHS aus einer verzerrten Geschlechterperspektive? Gibt es auf Gruppenebene Unterschiede in der Ausprägung von ADHS bei Männern und Frauen, die bisher ignoriert wurden?

Soziale Strukturen

Bedauerlicherweise scheinen wir immer noch unterschiedliche Verhaltensweisen von Mädchen und Jungen zu erwarten, sei es in der Schule, beim Spielen oder zu Hause. Die Definition von »normal« ist in vielen Zusammenhängen für Frauen und Männer recht unterschiedlich. Vielleicht drücken viele von uns eher ein Auge zu, wenn Opa die Geburtstage seiner Enkelkinder vergisst, als wenn Oma das tut? Und vielleicht finden wir es charmanter, wenn Papa mal wieder die falschen Sportsachen einpackt, als wenn Mama das Pausenbrot für den Schulausflug vergisst? Wenn man sich die Diagnoseverfahren für ADHS ansieht, tauchen weitere Fragen zu Geschlecht und Gender auf. Unsere Diagnoseinstrumente geben uns wenig Hinweise darauf, wie sich geschlechtsspezifische und kulturelle Unterschiede darauf auswirken, wie die Symptome ausgedrückt und interpretiert werden.

Könnte das daran liegen, dass die Mehrheit der Kinder, auf die sich die Diagnosekriterien beziehen, europäische und amerikanische Jungen waren? Oder könnte es auf eine düstere Botschaft zurückzuführen sein: dass Erwachsene Mädchen, die nicht der Norm entsprechen, einfach abwertender betrachten?

»Flickprojektet« (Das Mädchenprojekt), das 1999 von einer Gruppe von Forschern unter der Leitung von Svenny Kopp und Professor Christopher Gillberg in Göteborg ins Leben gerufen wurde, beobachtete mehrere Jahre lang Mädchen im Alter von drei bis 18 Jahren mit verschiedenen neurologischen Entwicklungsstörungen, darunter ADHS.

Ihr Bericht zeigte, dass die meisten Mädchen mit ADHS in der Schule übersehen werden, selbst wenn die Eltern die Probleme ihrer Tochter schnell bemerken. Darüber hinaus erhalten die Töchter erst Jahre nach dem ersten Hilferuf die richtige Diagnose und ein Erklärungsmodell für ihre Probleme.

Sie fanden auch heraus, dass Mädchen mit ADHS, auch wenn sie für andere unsichtbar sein mögen, keineswegs weniger leiden oder weniger Probleme haben. Im Gegenteil haben sie neben ADHS viele andere psychiatrische Diagnosen und in vielen Fällen schwere funktionelle Beeinträchtigungen. [66] [65]

Die bittere Wahrheit ist, dass Mädchen mit ADHS im Vergleich zu Jungen in der Schule weniger Aufmerksamkeit erhalten, bei den Lehrern weniger beliebt sind und weniger Freunde haben. Aus diesem Grund erhalten Mädchen mit ADHS – die auch ernsthafte Lernschwierigkeiten, psychosoziale Herausforderungen und psychiatrische Komorbiditäten (Begleiterkrankungen) haben können – weniger Unterstützung als Jungen mit derselben Diagnose.

Mädchen und Frauen mit ADHS werden übersehen, weil sie nicht dem klassischen ADHS-Stereotyp des hyperaktiven Jungen entsprechen. Im Gegensatz zu »störenden und auffälligen« Jungen werden Mädchen mit ADHS häufiger als schüchtern, zurückhaltend und nachgiebig angesehen. Ihr ständiges Bemühen, ihre Schwierigkeiten zu verbergen, kann sie paradoxerweise daran hindern, die korrekte Diagnose und entsprechende Unterstützung zu erhalten. Schließlich zeigt ein »gut angepasstes« Mädchen in der Regel nichts von der Unruhe und Impulsivität, die wir von jemandem mit ADHS erwarten.

Viele Mädchen und Frauen merken jedoch schon früh, dass etwas an ihnen anders ist. Manchmal suchen sie Hilfe, aber häufiger versuchen sie, sich den Erwartungen der Gesellschaft anzupassen und normal zu erscheinen. Indem sie Gefühle der Unzulänglichkeit nach innen kehren, werden sie oft mit Scham und Schuldgefühlen belastet. Und solange sie die Schule abschließen, ohne Ärger zu machen, erhalten sie eher keine Überweisung für eine Untersuchung und Behandlung. Aber genau wie bei den Jungen erhöhen jeder Monat und jedes Jahr ohne Diagnose, das Risiko, in der Schule schlechte Leistungen zu erbringen oder sogar zu scheitern, emotionale und Beziehungsprobleme zu bekommen und sich unzulänglich und fremd zu fühlen. Zudem werden intellektuell begabte Mädchen mit ADHS offenbar noch seltener als solche erkannt und die Zeit, die bis zur Diagnose vergeht, nimmt mit dem Niveau ihrer intellektuellen Fähigkeiten zu. [78]

Bei einer ADHS-Untersuchung versuchen die Teams oft festzustellen, ob jemand ein Muster von schulischem Versagen, externalisierendem oder impulsivem Verhalten aufweist. Da diese typischen ADHS-Merkmale bei Mädchen jedoch weniger häufig vorkommen, können sie länger funktionieren, bis die externen Anforderungen an Selbstwirksamkeit und Unabhängigkeit eskalieren. Typischerweise suchen Mädchen Hilfe bei internalisierenden Problemen wie Angstzuständen, Depressionen, Essstörungen und selbstverletzendem Verhalten, da ihre früheren Bewältigungsstrategien nicht mehr ausreichen und ihre Schwierigkeiten zu demaskieren drohen. Mädchen reifen im Allgemeinen psychosozial früher als Jungen und wissen früher, was von ihnen erwartet wird und wie sie sich in verschiedenen Kontexten verhalten sollen. Deshalb ist es umso wichtiger, dass wir sie mit ihren weiblichen Altersgenossinnen vergleichen und nicht mit gleichaltrigen Jungen.

Wir wissen heute, dass ADHS eine Diagnose ist, aus der die meisten Menschen nicht herauswachsen: Untersuchungen zeigen, dass zwischen 50 und 75 Prozent der Kinder mit ADHS bis ins Erwachsenenalter und über die gesamte Lebensspanne hinweg mit beeinträchtigenden Symptomen zu kämpfen haben. [34] Auch wenn die Diagnose ADHS immer noch viel häufiger bei Jungen gestellt wird, wird der Unterschied zwischen den Geschlechtern allmählich geringer, wenn wir uns die Zahl der erwachsenen Männer und Frauen mit einer Diagnose ansehen.

Biologie

Auch unter Berücksichtigung der Tatsache, dass alle Menschen gleich sind und gleich behandelt werden sollten, gibt es dennoch wichtige Unterschiede zwischen Männern und Frauen. Aus biologischer Sicht unterscheiden sich die beiden Geschlechter in Bezug auf den Körper und die Physiologie ihrer Organe. Das Gehirn ist da keine Ausnahme. Um uns bewusst zu machen, dass Frauen mehr sind als nur etwas kleinere Männer, müssen wir verstehen, wie diese Geschlechtsunterschiede entstehen und wie sie sich auf unser Handeln, Denken und unsere Bedürfnisse auswirken.

Zum Zeitpunkt der Befruchtung wird unser biologisches Geschlecht durch das glückliche, X- oder Y-Chromosom tragende Spermium bestimmt, dem es zuerst gelingt, die Eihülle zu durchdringen. Schon bald nach der Befruchtung beginnt der heranwachsende Mädchen- oder Jungenembryo damit, seine Zellen zu Gruppen zusammenzufassen, die die verschiedenen Organe des Körpers bilden. In diesem Stadium entstehen unter anderem die weiblichen und männlichen Keimdrüsen. Das männliche Y-Chromosom produziert ein Protein, das die Geschlechtszellen des männlichen Embryos zur Produktion von Testosteron anregt. Fehlt das Y-Chromosom, wie bei weiblichen Embryonen, die zwei X-Chromosomen tragen, entwickeln sich diese Zellen zu östrogenproduzierenden Follikelzellen, die die Bildung von Eierstöcken, Gebärmutter und den anderen weiblichen Geschlechtsorganen steuern.

Die beiden verschiedenen Sexualhormone, Testosteron und Östrogen, haben einen tiefgreifenden Einfluss auf die Struktur und Funktion der Organe des Fötus, des Kindes und des Erwachsenen. In Anwesenheit von Testosteron entwickelt sich ein Junge, in Abwesenheit dieses Hormons ein Mädchen.

Die rudimentäre Struktur dessen, was das Nervensystem werden wird, wird in der Tat zusammen mit der Festlegung unseres Geschlechts angelegt. Das sich entwickelnde Nervensystem wird unterschiedlich durch das übergeordnete Hormonsystem beeinflusst, das aktiviert wurde – oder nicht, im Falle des weiblichen Embryos. Mädchen brauchen keine hormonellen Signale, um sich nach dem Grundmuster weiterzuentwickeln, und die Eierstöcke ruhen, bis sie in der Pubertät von der Hirnanhangsdrüse das Signal erhalten, Hormone zu produzieren. Mit anderen Worten: Die Gehirne von Männern und Frauen sind unterschiedlich organisiert. Im Durchschnitt sind die Gehirne von Männern etwa 10 Prozent größer als die von Frauen. Das Sprichwort »Auf die Größe kommt es nicht an« trifft jedoch besonders auf das Gehirn zu. Wir gehen nicht mehr davon aus, dass das Gehirnvolumen die Hauptursache für die gruppenbezogenen Unterschiede im Verhalten, in der Muskelkraft und in der Anfälligkeit für bestimmte Hirnerkrankungen ist. Wir wissen jedoch, dass es – ebenfalls verallgemeinernd auf Gruppenebene – weitere markante Unterschiede zwischen der Art und Weise gibt, wie die Verbindungen innerhalb und zwischen verschiedenen Gehirnregionen bei Männern und Frauen organisiert sind. [3]

Es wird angenommen, dass einige dieser strukturellen Unterschiede mit entsprechenden Unterschieden in ihrer Funktion zusammenhängen. So haben Männer zum Beispiel stärker entwickelte Verbindungen *innerhalb* jeder Gehirnhälfte (zwischen dem hinteren und dem vorderen Teil), während Frauen stärkere Verbindungen zwischen dem linken und dem rechten Teil des Gehirns haben. Generell ist das männliche Gehirn bei der Verarbeitung räumlicher Informationen im Vorteil, und Jungen fällt es leichter, ihre Bewegungen als Reaktion auf verschiedene Sinneseindrücke zu koordinieren, als es bei gleichaltrigen Mädchen der Fall ist. Durch die zahlreichen Verbindungen *zwischen* den Gehirnhälften fällt es Mädchen – ebenfalls verallgemeinernd gesprochen – jedoch leichter, komplexe Situationen zu verstehen und zu verarbeiten, sodass sie ihr Verhalten an unterschiedliche soziale Kontexte anpassen können. [54] Im Durchschnitt schneiden Mädchen und Frauen bei Aufgaben, die sprachliche und soziale Fähigkeiten erfordern, besser ab. [43] Diese früheren und fortgeschritteneren sozialen Funktionen könnten paradoxerweise ein Grund dafür sein, dass Mädchen mit ADHS übersehen werden. Es fällt ihnen einfach schon in einem früheren Alter leichter, zu verstehen, was sozial von ihnen erwartet wird, und sich daran anzupassen.

Alles in allem gibt es entscheidende Unterschiede zwischen dem Aufbau und der Funktionsweise von männlichen und weiblichen Gehirnen. Natürlich ist es eine Vereinfachung zu sagen, dass ein bestimmtes Gehirn sich auf eine bestimmte Weise verhält. Es ist wichtig zu bedenken, dass es immer weitaus größere Unterschiede zwischen zwei einzelnen Individuen geben wird, als wir sie zwischen zwei Gruppen finden können. So gibt es viele Mädchen, die sehr talentiert in Fußball, Parkour und Mathematik sind, und natürlich auch viele Jungen, die schon früh in ihrem Leben sozial stark entwickelt sind und mit dem stereotypen ADHS-Jungen fast nichts gemeinsam haben. All die komplexen psychologischen Funktionen, die das Verhalten eines Menschen in einer bestimmten Situation ausmachen, sind letztlich unterschiedliche Kombinationen aus individuellen biosozialen Voraussetzungen, früheren Lebenserfahrungen, kulturellen Einflüssen, gesellschaftlichen Erwartungen und unbekannten Variablen, die sich nicht quantifizieren und verstehen lassen.

Die Geschichte von ADHS

Wenn man in den Medien von ADHS liest oder hört, kann man leicht den Eindruck gewinnen, dass es sich bei dieser Diagnose um ein modernes Phänomen handelt, das jeder hin und wieder mal erlebt. Die erste Kernaussage dieses Buches ist, dass kaum etwas weiter von der Wahrheit entfernt sein könnte. ADHS ist eine anerkannte und gesicherte medizinische Störung und, wenn sie nach einer sorgfältigen und gründlichen Untersuchung gestellt wird, eine präzise psychiatrische Diagnose. Was noch wichtiger ist: Für die meisten Menschen mit ADHS bedeutet die Diagnose eine lebenslange Beeinträchtigung. Ich möchte auch behaupten, dass die Diagnose keineswegs eine moderne Erfindung ist: »Jede vorübersummende Fliege, jeder Schatten, jeder Laut, die Erinnerung alter Geschichten, wird ihn von seinem Gegenstande auf andere Vorstellungen bringen. Selbst seine Einbildungskraft, wenn sie fruchtbar ist, unterhält ihn mit tausend Nebendingen.« (Melchior Adam Weikard, 1775) [7]

Diese Passage aus einem deutschen medizinischen Lehrbuch von 1775 beschreibt eine psychiatrische Störung, die damals *Attentio Volubilis* genannt wurde. Soweit mir bekannt ist, ist dies der früheste Hinweis in der medizinischen Literatur auf das, was wir heute als ADHS kennen.

Dem deutschen Arzt und Philosophen Weikard zufolge kann »ein ungünstiges Umfeld in der Kindheit die Nervenfasern weich und empfindlich machen und die Fähigkeit zur ständigen Aufmerksamkeit beeinträchtigen«. [7]

Neben Vorschlägen für therapeutische Strategien – die nach heutigem Kenntnisstand ebenso unethisch wie absurd erscheinen – wie etwa der Isolierung eines betroffenen Kindes im Dunkeln, der Erzwingung kalter Bäder oder der Behandlung mit Milch, Säuren und Gewürzen, schlug Weikard auch viele Dinge vor, die mit modernen evidenzbasierten Methoden übereinstimmen. So empfahl er z. B. Gymnastik und Reiten mit dem Argument, dass körperliche Aktivitäten diese Kinder oft ruhiger und konzentrationsfähiger machten. [29]

Nicht lange danach, im Jahr 1798, stellte der in Schottland geborene Arzt Alexander Crichton fest, dass Aufmerksamkeitsdefizite bei Kindern und Jugendlichen oft angeboren sind und mit anderen geistigen und körperlichen Problemen einhergehen. Auch dies deckt sich mit unserer heutigen Auffassung von neurologischen Entwicklungsstörungen und häufigen Komorbiditäten im Zusammenhang mit ADHS. Wie schon Weikard vor ihm beschrieb auch Crichton die Kernsymptome von ADHS in einer Weise, die fast vollständig mit den Diagnosekriterien des aktuellen Diagnoseleitfadens DSM-5 übereinstimmt. [4]

Die vielleicht bekannteste und am häufigsten zitierte historische Beschreibung von ADHS wurde 1902 in den *Goulstonian Lectures* von Sir George Frederic Still, dem ersten Professor für Kinderheilkunde in England, veröffentlicht. Die Vorlesungen enthielten Berichte über 43 Kinder, die mit schweren Problemen der Unaufmerksamkeit und Selbstkontrolle zu kämpfen hatten. Still beschrieb diese Kinder als »hyperaktiv, aggressiv, trotzig, disziplinresistent sowie übermäßig emotional oder leidenschaftlich«. Die Kinder hätten einen »Defekt der Willenshemmung«, für den er eine biologische Ursache vermutete. Das Bedürfnis nach sofortiger Befriedigung war bei diesen Kindern durchgängig vorhanden, die, so Still, »anscheinend nicht aus den Folgen ihres Handelns lernen konnten, obwohl ihr Intellekt normal war«. [37] [45]

ADHS oder ADS? Die verschiedenen Diagnosehandbücher

Im Laufe der Jahre hat sich die Beschreibung von ADHS und ADS (Aufmerksamkeitsdefizitstörung) mit der zunehmenden klinischen Erfahrung und den Fortschritten in der Forschung verändert und weiterentwickelt. Neues Wissen und neue Erkenntnisse wurden nach und nach gesammelt und in Handbüchern zusammengefasst, um Ärzten bei der Systematisierung von Störungen und Diagnosen zu helfen. Die Systematisierung ist wichtig, da sie es Ärzten und medizinischem Fachpersonal ermöglicht, Behandlungen durchzuführen, die den spezifischen Bedingungen entsprechen. Darüber hinaus bietet eine systematische Organisation der verschiedenen Symptome und Syndrome eine gemeinsame Sprache für medizinische Fachkräfte, wenn sie über die verschiedenen Probleme ihrer Patienten sprechen.

Seit den 1950er-Jahren sind zwei verschiedene Diagnosesysteme in Gebrauch: die Internationale statistische Klassifikation der Krankheiten und verwandter Gesundheitsprobleme (ICD, für englisch »International Statistical Classification of Diseases and Related Health Problems«) und der Diagnostische und statistische Leitfaden psychischer Störungen (DSM, für englisch »Diagnostic and Statistical Manual of Mental Disorders«). Die ICD und das DSM werden parallel verwendet und waren in der Vergangenheit miteinander vereinbar.[1] Die neueste Version des DSM (DSM-5), die 2013 veröffentlicht wurde, enthält jedoch einige wichtige Ergänzungen und Änderungen im Vergleich zur derzeit verwendeten ICD-Version, der ICD-10.[2] Diese Unterschiede haben praktische Konsequenzen für neurologische Entwicklungsstörungen, einschließlich ADHS, auf die wir später in diesem Buch zurückkommen werden.

Folglich hat sich die ADHS-Diagnose in den verschiedenen überarbeiteten Versionen der beiden Diagnosehandbücher geändert. In der ersten

1 Anm. d. Red.: In Deutschland wird die ICD, das Klassifikationssystem der Weltgesundheitsorganisation (WHO), genutzt, da psychische Störungen nach diesem System codiert sind. In der Forschung findet dagegen das DSM-5 aufgrund der genaueren Kriterienbeschreibungen und Ergänzungen vielfach Anwendung.

2 Anm. d. Red.: Seit dem 1. Januar 2022 gibt es die ICD in einer 11. Revision (ICD-11).

Ausgabe des DSM-III aus dem Jahr 1980, in der auch neurologische Entwicklungsstörungen berücksichtigt wurden, wurden alle Formen von ADHS als »Aufmerksamkeitsdefizitstörung« (ADS) bezeichnet, wobei ein Zusatz ergänzt werden konnte, wenn jemand ADS »mit Hyperaktivität« hatte. In der vierten Auflage, DSM-IV, die 1994 veröffentlicht wurde, wurden erstmals drei verschiedene Subtypen von ADHS unterschieden: die unaufmerksame, die hyperaktive und die kombinierte Form.

Die Unterscheidung zwischen ADHS und ADS ist im Laufe der Jahre fließend geworden. So wurde beispielsweise Impulsivität im DSM-III als Teil der Unaufmerksamkeit betrachtet, während sie in der nächsten Auflage der Gruppe der hyperaktiven Symptome zugerechnet wurde. Folglich argumentieren viele Forscher und Kliniker, dass die Unterscheidung problematisch sein könnte und nicht zu sehr ins Gewicht fallen sollte.

ADHS-Symptome können im Laufe des Lebens stark variieren, und Hyperaktivität und Impulsivität sind im Erwachsenenalter oft weniger ausgeprägt. So sehen wir selten eine erwachsene Frau, die in einem Sitzungssaal über Möbel klettert oder sich während eines hitzigen Streits auf einen Gegner stürzt. Das bedeutet nicht unbedingt, dass sie aus ihrer ADHS herausgewachsen ist oder dass sie von ADHS zu ADS übergegangen ist. Die Hyperaktivität kann stattdessen den Körper als ständiger Zustand innerer Unruhe und Angst »kolonisiert« haben, der für die Mitmenschen nicht erkennbar ist.

Bis zu einem gewissen Grad lässt sich der Unterschied in der Prävalenz (Häufigkeit) von ADHS bei Mädchen im Vergleich zu Jungen durch die Formen der uns zur Verfügung stehenden Studien erklären. So werden in Studien größere Unterschiede zwischen den ADHS-Symptomen von Mädchen und Jungen festgestellt, wenn eine Auswahl von Patienten in einer psychiatrischen Klinik untersucht wird, als bei Stichproben aus der Allgemeinbevölkerung. Dies kann zum Teil damit erklärt werden, dass Mädchen ausgeprägtere Probleme aufweisen müssen als Jungen, um in eine Klinik für ADHS eingewiesen zu werden. Dies wiederum kann dazu führen, dass Jungen, die auf ADHS untersucht werden, »normale Jungen mit ADHS« sind, während Mädchen, die auf dieselbe Diagnose hin untersucht werden, nicht als »normale Mädchen mit ADHS«, sondern eher als Mädchen mit schwerwiegenderen Problemen betrachtet werden – also als »abnorme Mädchen mit ADHS«.

Eine große Metaanalyse, in der Informationen aus mehreren kleineren Studien zusammengefasst wurden, legt nahe, dass Mädchen mit ADHS weniger hyperaktives Verhalten zeigen als Jungen. [61] Die Tatsache, dass Mädchen und Frauen im Durchschnitt weniger motorisch-hyperaktive Symptome aufweisen, bedeutet jedoch nicht unbedingt, dass alle Mädchen ADS und alle Jungen ADHS haben. Vor allem gibt es keinen maßgeblichen Unterschied in Bezug auf das Leiden und die Beeinträchtigung, die ADHS für Mädchen und Jungen mit sich bringt, unabhängig vom Aufbau der Studie.

In der Ausgabe des Diagnoseleitfadens DSM-5 von 2013 wurden die Diagnosekriterien für ADHS angepasst, um die typischen Symptome in den verschiedenen Lebensphasen besser zu beschreiben. Jugendliche und Erwachsene über 17 Jahren müssen fünf statt sechs Kriterien aus einem der Bereiche erfüllen. Außerdem sollten die Symptome vor dem 12. Lebensjahr auftreten statt vor dem siebten Lebensjahr. Während zuvor bei einer Person entweder ADHS *oder* eine Autismus-Spektrum-Störung diagnostiziert werden konnte, wird heute anerkannt, dass beide Erkrankungen bei ein und derselben Person auftreten können und dies ziemlich häufig ist. Darüber hinaus konzentriert sich die jüngste Ausgabe des DSM weniger auf die verschiedenen Subtypen als vielmehr auf die zugrundeliegenden Erscheinungsformen von ADHS, d.h. auf verschiedene Indikatoren für die Schwierigkeiten, die viele Menschen mit ADHS in ihrem täglichen Leben beschreiben. Wir werden auf diese verschiedenen neurokognitiven Erscheinungsformen in mehreren Teilen dieses Buches zurückkommen.

Wie häufig ist ADHS?

Wenn man den quantitativen Blick auf die ADHS-Diagnose wirft und das Verständnis für die normale Verteilung der häufigen Merkmale und Eigenschaften von ADHS berücksichtigt, so lässt sich relativ leicht abschätzen, wie viele Personen in einer bestimmten Bevölkerung statistisch gesehen die Diagnose erfüllen »sollten«. Tatsächlich zeigen internationale Untersuchungen, dass fünf bis neun Prozent aller Kinder weltweit Beeinträchtigungen der Konzentration, Hyperaktivität und Impulsivität aufweisen, die erforderlich sind, um die Kriterien für eine ADHS-Diagnose zu erfüllen. Bei Erwachsenen liegt der Wert bei etwa zwei Prozent. [93] Doch obwohl wir uns bei der »wahren Prävalenz« von ADHS ziemlich sicher sind, ist die Diagnose in bestimmten Ländern und Regionen weiter verbreitet. Dafür gibt es viele mögliche Erklärungen.

Einige Prävalenzmessungen werden aus Studien an Kindern und Erwachsenen in einem klinischen Umfeld stammen. Ein größerer Anteil der Personen, die aufgrund psychischer Symptome überwiesen werden oder selbst Hilfe suchen, wird die Kriterien einer ADHS-Diagnose erfüllen als in der Allgemeinbevölkerung gemessen. Menschen, bei denen noch keine ADHS-Diagnose gestellt wurde, suchen möglicherweise auch wegen anderer Probleme Hilfe, da Komorbidität ein häufiges Merkmal der Erkrankung ist. Daher muss berücksichtigt werden, aus welchem Umfeld die Prävalenzschätzungen stammen.

Die Tatsache, dass ADHS in bestimmten Ländern häufiger vorkommt, kann auch auf den verwendeten Diagnoseleitfaden zurückzuführen sein. Die in Europa übliche ICD-Klassifikation beispielsweise führt zu weniger diagnostizierten Personen als der in den USA gebräuchlichere DSM-Leitfaden. Dies liegt daran, dass der DSM-Leitfaden so konzipiert ist, dass die Diagnosekriterien leichter zu erfüllen sind.

Ein weiterer wichtiger Faktor für regionale Unterschiede bei der ADHS-Prävalenz ist die Tatsache, dass neurologische Entwicklungsstörungen nie in einem Vakuum existieren. Die ADHS-Symptome einer Person können abhängig von anderen individuellen Merkmalen, dem äußeren Umfeld, den kulturellen Erwartungen und dem Grad der durch andere vorgenommenen auf Anpassungen zu unterschiedlich starken Beeinträchtigungen führen. Auch das Diagnoseverfahren an sich kann Einfluss darauf haben, wie viele ADHS-Diagnosen gestellt werden. Wenn man sich ausschließlich auf Fragebögen und Selbsteinschätzungen verlässt, kommt es zu einer großen Zahl von »falsch positiven« Ergebnissen, da diese Instrumente so konzipiert sind, dass sie alle Personen erfassen, die in einem bestimmten Bereich Probleme aufweisen. Einige der positiv getesteten Personen werden ADHS haben, aber bei vielen von ihnen wird es andere Gründe für ihre Symptome geben. Wir alle wissen, dass Hyperaktivität, Impulsivität und Unaufmerksamkeit durch viele verschiedene Faktoren und Situationen verursacht werden können. Außerdem haben wir alle ein gewisses Maß an Impulsivität und je nach Kontext eine unterschiedliche Konzentrationsfähigkeit. Eine ADHS-Diagnose wird erst dann in Betracht gezogen, wenn die Probleme im Laufe der Zeit und in verschiedenen Situationen schwer und stark beeinträchtigend werden.

Die weit verbreitete Befürchtung, dass ADHS-Diagnosen zu häufig gestellt werden, findet in der wissenschaftlichen Literatur wenig Unterstützung. [32] Die meisten Studien deuten eher darauf hin, dass die Zunahme der ADHS-Diagnosen vor allem darauf zurückzuführen ist, dass die Schwierigkeiten, mit denen Menschen mit ADHS zu kämpfen haben, besser erkannt werden. Insbesondere bei Mädchen und Frauen gab und gibt es immer noch viele unerkannte Fälle. Bisher unveröffentlichte Daten meiner Forschungsgruppe zeigen jedoch, dass es im Durchschnitt fünf Jahre länger dauert, bis bei einem Mädchen mit ADHS eine korrekte Diagnose gestellt wird, als bei einem gleichaltrigen Jungen – Jahre, die mit unendlichem Leid verbunden sind, sowohl für das Mädchen als auch für ihre Angehörigen.

Was ist ADHS?

ADHS gehört zu einer Kategorie von psychiatrischen Diagnosen, die als neurologische Entwicklungsstörungen bezeichnet werden. Das »neuro« leitet sich von der Tatsache ab, dass diese Erkrankungen erstmals von Neurologen – also Ärzten, die sich auf Erkrankungen des Nervensystems spezialisiert haben – beschrieben und behandelt wurden. Sie stellten fest, dass Kinder mit verschiedenen neurologischen Erkrankungen wie Epilepsie, angeborenen Fehlbildungen, zerebraler Lähmung oder verschiedenen genetischen Syndromen häufig auch Verhaltensstörungen aufwiesen. Viele Jahre lang glaubte man, ADHS trete nur bei Kindern auf. Psychiater für Erwachsene waren nicht dafür ausgebildet, diese Probleme zu erkennen und zu verfolgen, wenn die Kinder erwachsen waren.

In diesem Buch werden wir über die diagnostischen Kriterien von ADHS bei Mädchen und Frauen hinausgehen; dennoch möchte ich kurz das Vorgehen zusammenfassen, wie ADHS diagnostiziert wird – oder eben nicht.

Um die Kriterien für eine ADHS-Diagnose zu erfüllen, muss ein Kind oder ein Erwachsener anhaltende Probleme mit Unaufmerksamkeit und/oder Impulsivität und Hyperaktivität aufweisen. Diese (ADHS-)Symptome müssen lebenslange Beeinträchtigungen und Leiden in mehreren Bereichen verursacht haben [88] und vor Ende des 12. Lebensjahrs beschrieben sein. Es ist also nicht so einfach, wie manche Leute behaupten, eine ADHS-Diagnose zu erhalten.

Das Untersuchungsteam, bestehend aus einem spezialisierten Psychiater und Psychologen, führt eine detaillierte Untersuchung auf Anzeichen, Erfahrungen, Verhaltensweisen, Situationen und Beeinträchtigungen durch, die auf zugrundeliegende Schwierigkeiten bei der Aufrechterhaltung der Aufmerksamkeit und der Kontrolle des Aktivitätsniveaus und der Impulse zurückzuführen sind. Da jeder Mensch in Krisenzeiten, bei Angst, Fieber, Hunger oder nach übermäßigem Drogenkonsum Schwierigkeiten hat, sich zu konzentrieren, vorausschauend zu denken, zu planen und zu organisieren, ist es wichtig, die Möglichkeit auszuschließen, dass die Probleme durch einen vorübergehenden Zustand oder eine separate physiologische oder psychische Störung erklärt werden können.

Heute wird bei immer mehr Mädchen und Frauen ADHS diagnostiziert. Für viele von ihnen wird es das erste Mal sein, dass sie eine klare Erklärung für ihre lebenslangen Erfahrungen von Abnormität, Fremdheit, geringem Selbstwertgefühl, sozialem Versagen oder psychischen Begleiterkrankungen erhalten. Nicht diagnostizierte und unbehandelte ADHS verursacht persönliches Leid und private Beeinträchtigungen in der Schule oder am Arbeitsplatz, was mit hohen wirtschaftlichen Kosten für die Betroffenen selbst, ihre Familien und die Gesellschaft im Allgemeinen verbunden ist. [6] ADHS ist auch mit einem erhöhten Risiko für körperliche und psychische Begleiterkrankungen verbunden. Sie macht die Betroffenen anfällig für Unfälle und destruktiven Alkohol- und Drogenkonsum und kann in einigen schwereren Fällen zu Kriminalität, Suizidalität und Drogenmissbrauch führen.

Genauer gesagt: Nach unserem derzeitigen Verständnis von ADHS haben Menschen, die die Kriterien für diese umstrittene Diagnose erfüllen, eine um etwa zehn Jahre kürzere Lebenserwartung als diejenigen ohne. [21] [111] Von ADHS als etwas zu sprechen, das man »mal haben kann«, oder sie als »Superkraft« zu bezeichnen, ist also nicht nur erniedrigend und beleidigend, sondern auch sehr weit von der Wahrheit entfernt. ADHS ist kein Zustand, den wir unter den Teppich kehren können oder sollten.

Wenn wir uns einig sind, dass ADHS eine ernsthafte Erkrankung ist, für die es eine gute Prognose gibt, wenn sie einmal identifiziert und behandelt wird, dann sollten wir auch darüber nachdenken, wie das Wissen darüber, die Früherkennung, angemessene Unterstützung und eine evidenzbasierte Behandlung vieles von dem verhindern können, was Kinder und Erwachsene mit ADHS beeinträchtigen oder sogar behindern könnte. Es herrscht ein starker internationaler Konsens darüber, dass ADHS untersucht, diagnostiziert und behandelt werden muss, um nachteilige Folgen und persönliches Leid zu vermeiden. [97]

Vielleicht ist der Begriff ADHS an sich ein Teil des Problems, dass es uns so schwerzufallen scheint, diese lebenslange und manchmal lebensbedrohliche Beeinträchtigung ernst zu nehmen. Schon die Bezeichnung *Aufmerksamkeitsdefizit-/Hyperaktivitätsstörung* ist eigentlich ziemlich irreführend. Man könnte den Eindruck gewinnen, dass es nur darum geht, sich zusammenzureißen und sein Leben in den Griff zu bekommen. Wenn jedoch jemand mit ADHS seinen Alltag beschreibt, kommt eine andere Wahrheit zum Vorschein. Ärzte, die regelmäßig mit Kindern und Erwachsenen mit ADHS zu tun haben, nehmen diese Diagnose in der Regel sehr ernst. Es ist nicht nur ein Problem, dass wir Kinder bei Unfällen, Teenager durch Selbstmord und junge Erwachsene bei Verkehrsunfällen verlieren; ADHS kostet die Betroffenen über die gesamte Lebenszeit hinweg Jahre ihres Lebens.

Noch vor nicht allzu langer Zeit dachte man, dass jemand mit ADHS aus der Gefahrenzone heraus sei, sobald er seine stürmische Jugendzeit hinter sich gebracht habe. Leider ist das nicht der Fall. Viele Erwachsene mit ADHS leben nach der Pubertät weiter, als gäbe es kein Morgen, und das hat schlimme Folgen. Im nächsten Kapitel werden wir uns näher damit befassen, warum Menschen mit ADHS so leicht dieser Tendenz folgen und warum die Forschung zeigt, dass ein Leben ohne die richtige ADHS-Diagnose und -Behandlung mit dem Risiko für Unfälle und Traumata, Schulversagen, Alkohol- und Drogenabhängigkeit, Selbstverletzung, Verkehrsunfälle, Probleme am Arbeitsplatz, Fettleibigkeit, chronische körperliche Erkrankungen und Einsamkeit verbunden ist. Diejenigen, die das höchste Risiko für die Entwicklung von Lebensstilproblemen haben, sind auch diejenigen, denen es am schwersten fällt, die Unterstützung und Therapie anzunehmen, die die Gesellschaft zur Linderung ihrer Gesundheitsprobleme vorsieht.

Was ist ADHS nun wirklich?

Ich hoffe, es ist bereits deutlich geworden, dass ADHS mehr als nur problematische Unaufmerksamkeit und Hyperaktivität ist. Leider sind unsere Instrumente zur Erkennung dieser Schwierigkeiten recht dürftig, insbesondere bei Erwachsenen und vor allem bei Frauen. Dies kann teilweise darauf zurückgeführt werden, dass unsere diagnostischen Systeme darauf beschränkt sind, das Verhaltensausmaß der diagnostischen Kriterien zu messen. Viele Menschen, die mit ADHS leben, sind sich dessen bewusst, und Forscher und Ärzte wissen seit langem, dass ADHS viel mehr ist als die 18 diagnostischen Kriterien. Um besser zu verstehen, was genau ADHS ist, möchten Sie sich vielleicht einige der neuropsychologischen Mechanismen, die dieser Diagnose zugrunde liegen, genauer ansehen.

1. Schwierigkeiten bei der bewussten Aufmerksamkeitssteuerung

Der Buchstabe A in ADHS steht für Aufmerksamkeit. Vielleicht liegt ein Grund dafür, dass wir die Ernsthaftigkeit von ADHS nicht verstehen, darin, dass wir die Bedeutung der Aufmerksamkeit nicht vollständig erfassen. Als Menschen haben wir die einzigartige Fähigkeit, die Zukunft im Verhältnis zur Vergangenheit und Gegenwart zu bewerten und unser Verhalten an spätere, hypothetische Ereignisse anzupassen. Die Fähigkeit, uns zu erinnern, was wir gerade tun, zukünftige Ziele im Auge zu behalten und die Schritte zu ihrer Erreichung zu erkennen, ist ein wesentlicher Bestandteil unserer Aufmerksamkeit. Dies wird oft als Arbeitsgedächtnis bezeichnet. Unsere exekutiven Funktionen ermöglichen es uns, all die verschiedenen Teilaufgaben zu planen, zu organisieren und zu synchronisieren, die zur richtigen Zeit und am richtigen Ort erledigt werden müssen, damit wir unsere zukünftigen Ziele erreichen können.

Wenn wir auf die Zukunft hinarbeiten, kann vieles von dem, was in der Zwischenzeit um uns herum passiert, unsere Aufmerksamkeit von dem ablenken, was wir erreichen wollen. Wenn Sie ADHS haben, kann Ihre Aufmerksamkeit jedoch so schwach sein, dass Sie Ihr langfristiges Ziel aus den Augen verlieren. Anstatt auf den Weg zu Ihrem Ziel zurückzufinden, werden Sie abgelenkt. Die bewusste Aufmerksamkeitssteuerung ermöglicht es uns, im Wettstreit mit Millionen von Ablenkungen alles von der einfachsten alltäglichen Aufgabe bis hin zu fortgeschrittenen mentalen Berechnungen zu bewältigen – zu verstehen, was wir lesen, einem Gespräch oder einem Film zu folgen, Anweisungen zu empfangen oder sie unserem Kind zu geben. Wenn ADHS als eine Störung der bewussten Aufmerksamkeitssteuerung definiert wird, die zu Schwierigkeiten bei der Vorbereitung auf die Zukunft führt, sind das Ausmaß der Erkrankung und die Folgen für die Betroffenen leichter zu verstehen. Aufgrund der gestörten bewussten Aufmerksamkeitssteuerung wird ADHS zu etwas, das alles beeinträchtigt, was für ein gesundes und erfolgreiches Leben erforderlich ist.

2. Schwierigkeiten bei der Kontrolle und Regulierung kognitiver und motivationaler Prozesse

Der Diagnoseleitfaden enthält viele Beschreibungen von hyperaktivem und impulsivem Verhalten. Das Problem ist, dass offensichtliche Hyperaktivität bei Frauen im Durchschnitt seltener vorkommt. Außerdem nimmt sie mit dem Alter ab und ist daher bei Erwachsenen seltener.

Die gängigen Diagnoseinstrumente erfassen viele der Folgen von kognitiver und emotionaler Impulsivität und Motivationsdefiziten nicht – Funktionen, die uns helfen, innezuhalten und nachzudenken, bevor wir etwas tun oder sagen. Menschen, die in dieser Hinsicht Probleme haben, geraten oft in ein Muster unzusammenhängender und unorganisierter

Aktivitäten, die zu einem Gefühl von Chaos und vielen unvollendeten Projekten führen können.

Viele ADHS-Betroffene beschreiben nicht die motorische Hyperaktivität als ihr größtes Problem; vielmehr wird bei Erwachsenen die Schwierigkeit, Gedanken und Ideen zu kontrollieren, als beeinträchtigend empfunden. In den Diagnosehandbüchern fehlen jedoch geeignete Maße für diese »kognitive und motivationale Impulsivität«. Dennoch können diese unzureichend beschriebenen Defizite schwerwiegende Folgen haben. Nehmen wir als Beispiel soziale Beziehungen. Bei sozialen Interaktionen geht es oft darum, unser Verhalten zu kontrollieren und anzupassen und unser Verlangen nach sofortiger Befriedigung zu zügeln. Wenn wir unseren unmittelbaren Impuls, in einem sozialen Umfeld etwas zu sagen oder zu tun, nicht zügeln können, wird dies wahrscheinlich Folgen haben. Daher lassen sich viele der von Menschen mit ADHS beschriebenen Kernschwierigkeiten, wie z. B. das Knüpfen und Aufrechterhalten von Freundschaften, risikofreudiges Verhalten und Misserfolge im Berufsleben, als Motivationsdefizite und kognitive Hyperaktivität oder Impulsivität verstehen.

Außerdem ist es bei ADHS oft schwieriger, die Motivation lange genug aufrechtzuerhalten, um vorübergehende Widrigkeiten oder Unannehmlichkeiten zu ertragen. Das macht es schwierig, längerfristige Ziele zu erreichen, selbst wenn man über ausreichende exekutive Funktionen verfügt, um sie zu planen und zu organisieren. Umgekehrt kommt es auch häufig vor, dass sich bestimmte Aufgaben so motivierend anfühlen, dass es fast unmöglich ist, sie zu beenden. Bei ADHS kann man sich unter Umständen extrem lange Zeit perfekt konzentrieren. Leider konzentriert man sich nicht immer auf das, was getan werden muss, sodass Außenstehende den Eindruck gewinnen, dass die Konzentration eine eigennützige Entscheidung ist. Kommentare wie »Ich habe gesehen, wie lange du dich auf deine Malerei, das Unkrautjäten oder das Akkordeonspielen konzentrieren kannst« oder »Du bist faul und tust nur das, was du tun willst, nicht das, was du tun musst« sind in Familien von Menschen mit ADHS zweifellos üblich. Wie der renommierte und weltbekannte ADHS-Forscher Professor Russell Barkley es elegant ausdrückt: Bei ADHS geht es nicht darum, zu wissen, was man tun sollte, sondern darum, das zu tun, was man tun sollte.

Die ADHS-Untersuchung

Das Ziel einer neuropsychologischen Untersuchung ist es, das beste Erklärungsmodell für wiederkehrende Schwierigkeiten und Beeinträchtigungen im Alltag zu finden. Neben bestimmten wichtigen neuropsychologischen Tests stützt sich die Untersuchung auf Informationen, die von qualifizierten und erfahrenen Fachleuten gesammelt werden, die der Betroffene kennt und denen er vertraut – ein Team aus Psychiatern, Psychologen, Sonderpädagogen, Physiotherapeuten und manchmal auch Ergotherapeuten.

Eine ordnungsgemäße Untersuchung kann nur dann durchgeführt werden, wenn die Familie, das Kind oder der Erwachsene bereit ist, die für die richtigen Schlussfolgerungen erforderlichen Informationen zu liefern. Es ist eine Zusammenarbeit zwischen dem Patienten, seinen Bezugspersonen und dem Untersuchungsteam. Die wichtigsten Puzzleteile liefern die betroffene Person und ihre Familie, während das Team daran arbeitet, die Teile zu einem vollständigen Bild zusammenzufügen. Das Endprodukt ist ein individueller funktionaler Plan, auf den sich der Patient und seine Familie beziehen und anhand dessen sie ihren Weg beginnen können.

Wie bereits beschrieben, sind psychiatrische Diagnosen eigentlich nur Bezeichnungen für Gruppen von Symptomen, Verhaltensweisen und Problemen, die bei einer Person auftreten. Da sich diagnostische Bezeichnungen im Laufe der Jahre mit unserem Verständnis der zugrundeliegenden Mechanismen verändert haben und weiter verändern werden, ist es wichtig, eine gründliche Beschreibung der erlebten Probleme und der durch sie verursachten Schwierigkeiten im Alltag zu erhalten.

Wenn Sie mir sagen, dass Sie ADHS haben, weiß ich immer noch fast nichts über Sie. Damit eine Diagnose sinnvoll ist, braucht es eine individuelle Aufstellung Ihrer Stärken und Schwächen. Mit anderen Worten: Eine Untersuchung ist so gut wie wertlos, wenn ihr Ziel nur darin besteht, festzustellen, ob jemand ADHS hat oder nicht.

Eine gut durchgeführte ADHS-Untersuchung sollte so viele Bezugsquellen wie möglich enthalten. Im Falle eines Kindes spricht das Untersuchungsteam mit Eltern, Großeltern, Lehrenden und anderen Erwachsenen, die das Kind und seine Familie kennen. Sowohl Kindern als auch Erwachsenen kann es schwerfallen, Dinge zu artikulieren, über die sie normalerweise nicht sprechen. Daher sind Schulbesuche und Beobachtungen möglicher Probleme und Schwierigkeiten im natürlichen Umfeld des Kindes von entscheidender Bedeutung.

Bei Erwachsenen holt das Team immer zusätzliche Informationen von früheren und aktuellen Bekannten und Freunden ein, auch aus der Kindheit. Die aufgetretenen Schwierigkeiten müssen während des gesamten Lebens der Person präsent gewesen und vor dem Alter von 12 Jahren erstmals aufgetreten sein, damit sie mit ADHS vereinbar sind. Manchmal kann dies nicht festgestellt werden, wenn die Familie oder Freunde aus der Kindheit nicht verfügbar sind oder nicht einbezogen werden dürfen. In solchen Fällen muss das Untersuchungsteam kreativ sein und andere Informationsquellen finden.

Für viele Menschen ist eine fundierte, gut durchgeführte neuropsychologische Untersuchung an sich schon eine therapeutische, heilende Erfahrung. Im besten Fall gewinnen Sie Einsicht und Verständnis dafür, warum verschiedene Aspekte Ihres Lebens so schwierig waren und warum Sie es vielleicht schwerer hatten als Ihre Altersgenossen. Für viele sind die Untersuchung und die anschließende Diagnose der Beginn einer neuen Reise zu mehr Selbstwertgefühl und einem ausgeglicheneren Leben.

Screening und Selbstberichte

Die im Internet verfügbaren oder von Gesundheitsdiensten verwendeten Selbstbewertungsskalen und Fragebögen sind darauf ausgelegt, eine gemeinsame Reihe von Symptomen zu identifizieren, die die Diagnose oder Anzeichen der Störung charakterisieren. Die von Gesundheitsfachkräften und in der Forschung verwendeten Bewertungsbögen werden häufig sorgfältig geprüft und getestet, um alle Personen mit einem Risiko für eine bestimmte Diagnose zuverlässig und effektiv zu erfassen. Es ist jedoch zu bedenken, dass viele der durch die Bewertung identifizierten Personen die Kriterien für die spezifische Störung gar nicht erfüllen werden. Sie weisen vielleicht nur mehr von den fraglichen Symptomen auf als andere, oder sie haben Symptome, die sich durch eine andere Erkrankung erklären lassen.

Der nächste Schritt einer angemessenen Untersuchung besteht darin, diejenigen zu finden, die tatsächlich die Kriterien für die Diagnose erfüllen. Es gibt verschiedene Methoden, dies zu tun; bei psychiatrischen Diagnosen können wir uns jedoch nicht auf invasive oder rein objektive Tests wie Blutuntersuchungen oder Röntgenaufnahmen verlassen. Stattdessen stützen wir uns auf diagnostische Befragungen, persönliche Berichte und Informationen von Bezugspersonen. Wir können die Genauigkeit unserer Untersuchung erhöhen, indem wir verschiedene psychologische Test- und Datenerfassungsmethoden einsetzen.

Wie bereits erwähnt, basiert die ADHS-Diagnose auf 18 verschiedenen Kriterien, die in zwei Bereiche unterteilt sind (Unaufmerksamkeit und Hyperaktivität/Impulsivität). Wenn ein Kind sechs oder mehr Kriterien aus einem oder beiden Bereichen erfüllt und aufgrund dieser Symptome erhebliche Probleme in verschiedenen Lebensbereichen hat, können wir prüfen, ob die Probleme am besten im Rahmen einer ADHS-Diagnose beschrieben werden können. Jugendliche über 17 Jahre und Erwachsene müssen mindestens fünf der Kriterien in einer oder beiden Symptomgruppen erfüllen.

Der ADHS-Jargon – ein Wörterbuch

Durch die diagnostischen Kriterien konnten wir glücklicherweise Symptome und Beschreibungen, die sonst vage oder schwer zu fassen sind, effektiv standardisieren und überprüfbar machen. Dieser systematische Ansatz ist jedoch nicht ganz unbedenklich. Insbesondere können die vorhandenen Untersuchungs- und Diagnoseinstrumente für Mädchen und Frauen besonders problematisch sein. Dies liegt daran, dass die meisten Untersuchungen darauf basieren, wie sich ADHS bei Jungen und Männern manifestiert. Viele Mädchen und Frauen empfinden die diagnostischen Kriterien zudem oft als zu eindimensional und vereinfachend, um den Nuancen dessen gerecht zu werden, womit sie in ihrem Alltag zu kämpfen haben.

Wenn man vielen Menschen mit derselben Diagnose begegnet, tauchen unweigerlich bestimmte Muster auf. Es handelt sich um Muster, die trotz zahlreicher zwischenmenschlicher Unterschiede in den Geschichten und Erfahrungsberichten immer wieder vorkommen. Der ADHS-Jargon, der von den britischen Psychologen Kobus van Rensburg und Mohammad Arif entwickelt wurde, folgt den dünnen, wiederkehrenden roten Fäden, die aus den Erzählungen von Erwachsenen mit ADHS stammen, die sie im Laufe der Jahre kennengelernt haben. [97] Der Untersuchungs- und Behandlungsprozess von ADHS kann sehr bereichert werden, wenn man direkt nach den Symptomen von ADHS fragt und aufmerksam auf indirekte Hinweise achtet.

Was also sagen Mädchen und Frauen, wenn sie versuchen, ihre Probleme zu erklären, die auf die beiden Kernbereiche von ADHS zurückzuführen sind: Unaufmerksamkeit und Hyperaktivität/Impulsivität?

Im ADHS-Jargon klingt das, was der Psychiater als Symptome der Unaufmerksamkeit bezeichnet, etwa so:

- »Wenn ich etwas lese, springe ich immer im Text herum, verliere mich und übersehe wichtige Details. Oft muss ich alles noch einmal lesen, und obwohl ich versuche, mich zu beeilen, brauche ich trotzdem länger.«
- »Ich schreibe lange Listen, damit ich nicht vergesse, was ich zu tun habe. Das beruhigt mich auf eine seltsame Weise. Aber dann halte ich mich nie daran und schreibe am Ende neue Listen.«
- »Ich hasse Fristen, sie stressen mich total. Aber ich brauche sie, weil ich mich selbst unter Druck setzen muss, sonst passiert nichts.«
- »Ich überlasse das Planen und Organisieren oft meinem Mann. Es ist so schwer zu wissen, in welcher Reihenfolge etwas getan werden soll. Es ist schön, wenn er mir einfach sagt, was ich tun soll.«
- »Ich habe es aufgegeben, irgendetwas auf Anhieb zu verstehen. Ich muss sowieso immer wieder nachfragen.«

- »Ich versuche wirklich, mitzuhalten, aber ich werde ständig von meinen eigenen Gedanken und all den lustigen Dingen, die mir einfallen, abgelenkt. Es ist, als ob mein Kopf nie stillsteht.«
- »Meine Kinder machen sich über mich lustig, weil ich sie ständig frage, ob sie mein Telefon, meine Brille oder meinen Laptop gesehen haben.«
- »Ich bin wirklich erschöpft, wenn ich nur versuche, die grundlegenden Dinge im Kopf zu behalten und Ordnung in das ganze Chaos der Außenwelt zu bringen.«

Wenn der Psychiater sagt, dass jemand Symptome von Hyperaktivität und Impulsivität zeigt, können diese Erfahrungen im ADHS-Jargon wie folgt klingen:

- »Selbst wenn ich vorsichtig sein will, erledige ich die Dinge gehetzt. Ich verpasse vielleicht ein paar Details, aber ich bin fast immer diejenige, die zuerst fertig wird.«
- »Ich will immer in Bewegung sein. Am schlimmsten ist es für mich, wenn nichts passiert. Ich bin sooooooo leicht gelangweilt und manchmal fange ich einen Streit an, nur um die Langeweile zu vertreiben.«
- »Meine Mitmenschen sind gestresst und nervös in meiner Nähe; sie sagen, dass ich ständig mit meinen Händen herumfummele, an meinen Haaren kaue oder mit den Beinen wippe.«
- »Andere Leute sagen, dass ich ständig ›auf Hochtouren‹ laufe, aber ich fühle mich normalerweise einfach nur völlig erschöpft.«
- »Ich verstehe, dass es schwierig ist, mit mir Filme zu schauen, weil ich ständig meinen Platz verlasse, um Sachen zu holen, mein Handy zu checken oder auf die Toilette zu gehen. Ich muss etwas anderes tun, damit ich mich auf den Film konzentrieren kann.«

- »Ich reagiere allergisch, wenn etwas langsam geschieht; ich langweile mich so leicht. Ich würde fast alles tun, um mich nicht zu langweilen.«
- »Andere Leute sagen, dass ich störe und mich immer einmischen müsse, aber ich hasse es, wenn alles ruhig ist. Dann schweife ich gedanklich ab und schlafe fast ein.«
- »Ich fühle mich innerlich nie ruhig und friedlich. Es ist viel besser, wenn viel los ist, damit das Äußere zu dem passt, was im Inneren vor sich geht.«
- »Es ist so ungerecht; ich muss mich wirklich ausruhen und entspannen, aber ich finde nie die innere Ruhe dazu, selbst wenn ich die Gelegenheit dazu habe.«
- »Andere Leute sind so langsam; sie ziehen alles bis zur Absurdität in die Länge. Warum können wir nicht einfach loslegen?«
- »Ich merke, dass andere Leute genervt sind, wenn ich ihre Sätze beende, ich aber schon weiß, was sie sagen wollen, und sie nie auf den Punkt kommen.«
- »Wenn ich nicht sofort ausspreche, was ich denke, ist es weg. Und ich habe das schreckliche Gefühl, dass ich etwas vergessen habe.«
- »Wenn ich an all die Risiken denke, die ich eingegangen bin, läuft mir ein Schauer über den Rücken.«

Eine weitere Möglichkeit, typische Merkmale von ADHS zu erkennen, besteht darin, zwischen den Zeilen zu lesen, was Frauen mit ADHS über sich selbst sagen:

- »Ich habe immer gewusst, dass ich anders bin. Es regt mich auf, wenn Leute das nicht verstehen und versuchen, mir zu erklären, dass ›jeder so fühlt‹.
- »Ich vergesse oft zu essen. Aber wenn ich einmal angefangen habe, kann ich nicht mehr aufhören. Es ist beschämend, als Erwachsener immer noch mit Essanfällen zu kämpfen.«

- »Es war nicht so, dass ich die Dinge in der Schule nicht verstanden hätte. Mir war nur nie klar, wie das alles zusammenpasst.«
- »In Bezug auf Gefühle und Emotionen verhalte ich mich wie ein Teenager.«
- »Meine Seele und mein Körper sind erschöpft; ich möchte nur, dass mich jemand beruhigt.«
- »Ich hatte schon viele verschiedene Jobs, aber ich hatte immer die Nase voll, wenn andere mir sagen wollten, was ich zu tun habe.«
- »Wahrscheinlich habe ich im Laufe der Jahre eine Menge Leute verletzt. Ich schäme mich für so vieles, was ich gesagt und getan habe.«
- »Ich muss etwas nehmen, um mich normal zu fühlen ...«
- »Als Baby wurde ich die Nachteule genannt. Meine Gedanken halten mich nachts immer noch wach, und dann kann ich morgens nicht aufstehen.«
- »Manchmal zögere ich sogar, Dinge anzufangen, die mir Spaß machen, weil ich weiß, dass ich dann manisch werde und es übertreibe.«
- »Ich habe im Laufe meines Lebens so viele Diagnosen erhalten, aber keine hat wirklich gepasst.«
- »Die Behandlung hat in gewisser Weise geholfen, aber um ehrlich zu sein, habe ich nur ein problematisches Verhalten durch ein anderes ersetzt.«
- »Ich merke, dass die Leute mir nicht trauen. Ich vertraue mir selbst auch nicht.«

In meiner Funktion als Psychiaterin bin ich auch in der Lage, zu fragen, was Frauen mit ADHS von anderen Menschen zu hören bekommen. Sie sagen mir oft, dass andere ihnen oft Dinge sagen wie:

- »Komm schon, jeder findet Putzen und Rechnungen bezahlen langweilig.«
- »Warum gibt es immer so viel Drama in deinem Leben?«

- ______ »Aber das habe ich dir doch schon x-mal erklärt.«
- ______ »Hallo, jemand zu Hause? Kannst du mir bitte zuhören, wenn ich mit dir spreche?«
- ______ »Du bist ein hoffnungsloser Fall; erst vor zwei Minuten hast du mich gefragt, wo dein Telefon ist.«
- ______ »Bitte lass mich ausreden.«
- ______ »Ich weiß, dass du es schaffen kannst, wenn du dich nur ein bisschen mehr anstrengst.«
- ______ »Was um Himmels willen hast du dir dabei gedacht? Wir haben doch darüber geredet ...«
- ______ »Ich kann deine Ausreden nicht mehr ertragen. Du willst dich einfach nicht ändern, sonst würdest du das nicht mehr tun.«

3 ADHS und das Gehirn

Es dürfte kaum jemandem entgangen sein, dass das Gehirn ein äußerst komplexes Organ ist. Das menschliche Gehirn besteht aus etwa hundert Milliarden Nervenzellen (Neuronen), von denen jedes einzelne einige tausend Verbindungen zu benachbarten Neuronen hat, die über elektrische und chemische Signale Informationen von einem Neuron zum anderen übertragen.

Das Gehirn

Dank der bildgebenden Verfahren für das Gehirn erfahren wir immer mehr darüber, wie unsere Gedanken, Gefühle und Verhaltensweisen mit Prozessen in verschiedenen Teilen des Gehirns verknüpft sind. Jedes einzelne Gehirn ist durch einzigartige Schaltkreise vernetzt und befindet sich in einem ständigen Wandel, da es darauf reagiert, wie Lebenserfahrungen unser Verhalten und unsere Persönlichkeitsmerkmale formen.

Auch wenn fortgeschrittene Neurowissenschaft den Rahmen dieses Buches sprengen würde, so ist es doch genau diese Wissenschaft, die uns geholfen hat zu verstehen, was passiert, wenn etwas in diesen Schaltkreisen versagt oder wenn die Synapsen nicht so funktionieren, wie sie sollten. Die Neurowissenschaft gibt uns mehr Einblicke in das menschliche Verhalten und die Unterschiede zwischen Gruppen und Individuen.

Die chemischen Substanzen, die Neuronen zur Kommunikation verwenden, werden Neurotransmitter genannt. Wenn ein elektrisches Signal von einer Zelle eine andere erreicht, setzt das Neuron diese Stoffe frei, die wiederum das Verhalten der Zelle beeinflussen. Wenn diese Signale wiederholt werden, werden die Verbindungen zwischen den Zellen verstärkt und die Neuronen verändern ihre Form, wodurch neue Synapsen und Kommunikationswege entstehen. Dieser Prozess ist, sehr vereinfacht ausgedrückt, die Grundlage dafür, wie wir aus Erfahrungen lernen, Erinnerungen bilden und Routinen entwickeln.

Die Frontallappen – es gibt ein Morgen

Viele Menschen mit ADHS berichten uns, dass viele ihrer Probleme auf Entscheidungen zurückzuführen sind, die sie auf der Grundlage unzureichender Informationen getroffen haben, oder auf unbedachte Äußerungen im Eifer des Gefechts. Impulsivität kann die Ursache für viele ernsthafte Probleme bei ADHS sein. Heute verstehen wir Impulsivität als ein Defizit in den höheren Funktionen des Gehirns, genauer gesagt in den Frontallappen, die die evolutionär älteren Teile des Nervensystems wie die Belohnungssysteme unzureichend kontrollieren.

Unser Gehirn hat sich, wie alle anderen Teile des Körpers, im Laufe der Evolution stark entwickelt. Während wir viele der älteren Teile unseres Gehirns mit anderen »niederen« Lebensformen teilen, begannen wir als Wirbeltiere vor Hunderten von Millionen Jahren, die Vorläufer fortgeschrittener Gehirnstrukturen zu entwickeln. [47]

Die Frontallappen des Gehirns kontrollieren und ordnen die Vielzahl miteinander konkurrierender externer Signale aus der Welt um uns herum. Voll entwickelte und funktionsfähige Frontallappen ermöglichen es uns, Impulse zu regulieren und in vielen Fällen zu hemmen, sodass unsere Handlungen zielgerichtet und angemessen werden. Im Gegensatz zu anderen Tieren kann der Mensch denken und für die Zukunft planen.

Er kann sich zum Beispiel vorstellen, wie verschiedene Abfolgen von Ereignissen in Abhängigkeit von Handlungsalternativen aussehen würden. Einfach ausgedrückt: Die Frontallappen steuern unsere exekutive Aufmerksamkeit und regulieren unsere Reaktionen auf verschiedene Emotionen und Eindrücke.

Jeden Tag werden wir mit Herausforderungen und Problemen konfrontiert, für die es keine vorgefasste oder klare Lösung gibt. In solchen Situationen arbeiten die Frontallappen mit anderen Gehirnbereichen zusammen, um innovative Lösungen zu finden und zu entwickeln. Die Frontallappen berücksichtigen auch neue Informationen, die mit früheren Erfahrungen kollidieren können. Auf der Grundlage dieser komplexen Informationen wählen die Frontallappen den am besten geeigneten Weg, um unsere Wünsche und Ziele zu erreichen.

Wenn wir vom Säuglings- zum jungen Erwachsenenalter heranwachsen, entwickeln sich die verschiedenen Bereiche unseres Gehirns, grob gesagt, vom Nacken bis zur Stirn. Folglich sind die Frontallappen die letzte Gehirnstruktur, die vollständig ausgereift ist.

Tatsächlich erreichen die Frontallappen bei den meisten Menschen im Alter von 20 oder 25 Jahren ihre volle Funktionsfähigkeit (bei Mädchen/Frauen früher als bei Jungen/Männern). [40]

Mit anderen Worten: Wenn die Frontallappen einmal voll ausgereift sind, fungieren sie als Dirigent, der dafür sorgt, dass das gesamte Hirnorchester synchron spielt. Die Frontallappen sind Ihr erwachsener, weiser, reflektierender Teil, der Ihnen sagt, dass Sie noch einmal nachdenken sollten, bevor Sie primitiveren Impulsen nachgeben.

Die Belohnungssysteme – Vergnügen um jeden Preis

Menschen mit ADHS geben häufig an, dass es ihnen schwerfällt, unmittelbaren Versuchungen zu widerstehen, oder dass sie vorübergehenden, kurzlebigen Vergnügungen auf Kosten ihrer langfristigen Ziele und Wünsche nachgeben.

Lange vor dem Aufkommen des Homo sapiens und der Frontallappen gab es das, was die Populärwissenschaft oft als primitivere Belohnungssysteme bezeichnet. Diese subkortikalen Hirnareale sind im Laufe der Evolution relativ intakt geblieben, auch wenn sich der Rest des Gehirns weiterentwickelt und dramatisch verändert hat. Es mag überraschen, aber die Belohnungssysteme von Menschen und von Katzen oder Mäusen unterscheiden sich kaum. Die Tatsache, dass diese Systeme die Evolution überdauert haben, gibt uns jedoch einen Hinweis darauf, wie wichtig sie für unser Überleben sind.

Unsere Motivations- und Belohnungssysteme helfen uns, unser Verhalten zu kontrollieren und uns auf das zu konzentrieren, was in einem bestimmten Moment für uns vorteilhaft ist. Die Aktivität in diesen Hirnarealen gibt uns die Möglichkeit, hier und jetzt sofortige Entscheidungen zu treffen, die unsere eigenen Überlebenschancen – und die unserer Spezies – erhöhen.

Aber die Belohnungssysteme sind nicht besonders zuverlässig und nützlich, wenn es darum geht, längerfristige Ziele anzusteuern. Dafür brauchen wir die eher analytische Kognition – die Planungskapazität und das Folgenbewusstsein unserer Frontallappen. Wir wissen, dass Menschen mit ADHS intensiver reagieren, wenn ihr Belohnungssystem aktiviert ist. Daher fällt es ihnen möglicherweise schwer, im Interesse eines späteren größeren Gewinns auf sofortige Belohnung zu verzichten, obwohl sie intellektuell wissen, dass sie umsichtiger handeln sollten.

Dopamin, ein weiter unten beschriebener Neurotransmitter, spielt eine Schlüsselrolle im Belohnungssystem sowie in den Frontallappen und hat eine wichtige Rolle bei ADHS. Heute sind sich die meisten Neurowissenschaftler einig, dass ein gestörter Dopaminspiegel einer der grundlegenden Mechanismen ist, die erklären, warum Menschen mit ADHS ihr Belohnungssystem weniger gut kontrollieren können. Es liegt nicht einfach an zu viel oder zu wenig Dopamin. Die meisten aktuellen Hypothesen deuten vielmehr darauf hin, dass das ADHS-Gehirn die Dopaminausschüttung auf andere Weise nutzt und auf sie reagiert.

Die Basalganglien – der Autopilot des Gehirns

Die meisten Menschen denken an die Parkinson-Krankheit, wenn sie von den Basalganglien und Dopamin hören. Und das aus gutem Grund, denn sowohl Dopamin als auch diese Strukturen sind auch an Motorik und Bewegungen beteiligt. Im Fall von ADHS ist es jedoch auch die Interaktion zwischen den Basalganglien und anderen Hirnregionen – einschließlich der Frontallappen –, die anders funktioniert.

Unser Alltag besteht aus einer Vielzahl von scheinbar einfachen, sich wiederholenden Aufgaben. Aus der Perspektive des Gehirns beinhalten all diese Aufgaben jedoch eine unvorstellbare Anzahl komplizierter und abstrakter Schritte, die in einer bestimmten Reihenfolge ausgeführt werden müssen, um zu einer gewünschten Handlung zu führen. Die Anzahl der Wege, die wir wählen können, um dieselben Ziele zu erreichen, ist verblüffend, und die Basalganglien sammeln Informationen, filtern sie und automatisieren die Verhaltensweisen, die am effektivsten sind (indem sie sie im Gedächtnis speichern).

Das Gehirn benötigt viel Energie, um Aufgaben zu erledigen – es verbraucht etwa 20 Prozent der täglichen Energiezufuhr –, sodass es nachvollziehbar ist, dass unser Körper Energie sparen will. Eine Möglichkeit für das Gehirn, effizienter zu arbeiten, besteht darin, Regeln und Routinen für Dinge zu schaffen, die wir häufig tun, damit wir unsere Energie auf Dinge verwenden können, die neu, unbekannt und möglicherweise gefährlich sind.

Wir können uns kaum vorstellen, wie viele sich wiederholende Aufgaben wir jeden Tag erledigen. Wir arbeiten auf Autopilot, und damit das funktioniert, müssen sich die Frontallappen und die Basalganglien auf die wesentlichen Informationen einigen, um unsere langfristigen Ziele zu erreichen. Die Basalganglien ermöglichen es uns also, unsere alltäglichen Aufgaben zu »automatisieren«, anstatt das Rad ständig neu zu erfinden.

Die Automatisierung alltäglicher Tätigkeiten scheint bei ADHS schwieriger zu sein. Eine ungenügende Kommunikation zwischen den Frontallappen und den Basalganglien könnte ein Grund dafür sein, dass so viele Menschen mit ADHS es als völlig erschöpfend empfinden, selbst die alltäglichsten Aufgaben zufriedenstellend auszuführen.

Das Kleinhirn – klein, aber nicht weniger wichtig

Viele Kinder und Erwachsene mit ADHS berichten von Koordinations- und Bewegungsschwierigkeiten, die dazu führen, dass sie sich ungeschickt und unbeholfen fühlen, bestimmte Bewegungen nicht erlernen können oder ständig gegen Dinge stoßen oder sie fallen lassen.

Das Kleinhirn (lateinisch »Cerebellum«) koordiniert die Bewegungen und das Gleichgewicht in Abhängigkeit von der Umgebung und sorgt dafür, dass die Signale des Gehirns das richtige Organ oder den richtigen Muskel erreichen. Es ist auch mit den Frontallappen, den Belohnungssystemen und den Basalganglien verbunden und spielt eine wichtige Rolle bei der emotionalen Kontrolle, der Einprägung von Erinnerungen und den kognitiven Fähigkeiten beim Lernen. Jüngste Forschungsergebnisse deuten auch darauf hin, dass das Kleinhirn an Symptomen beteiligt sein könnte, die sich als Impulsivität und Zwanghaftigkeit bei Zwangsstörungen (OCD) äußern, sowie an der Entwicklung von Gewohnheiten und exekutiven Funktionen, die häufig bei Menschen mit ADHS zu beobachten sind. [79]

Auch wenn dieser wichtige kleine Teil des Gehirns und seine Rolle bei ADHS bisher nur wenig erforscht ist, haben Studien zur Bildgebung des Gehirns gezeigt, dass das Kleinhirn bei Kindern und Erwachsenen mit ADHS kleiner ist [52], und es wird immer deutlicher, dass wir seine Beteiligung an vielen weiteren Schwierigkeiten, die Menschen mit ADHS erleben, weiter erforschen sollten.

Konnektivität – die Verkabelung des Gehirns

Unser Gehirn besteht aus Bereichen oder Zentren, die sich durch ihre Funktion beschreiben lassen. Wir haben ein solides Verständnis davon, was viele dieser verschiedenen Bereiche tun, basierend auf Studien an Menschen, die aufgrund von Verletzungen oder Krankheiten Läsionen in genau definierten Teilen des Gehirns haben.

Es gibt zwar umfangreiche Studien zur Bildgebung des Gehirns, die zeigen, dass bestimmte Hirnareale bei Menschen mit ADHS anders sind [52], aber die Probleme, die bei ADHS auftreten, sind so komplex, dass sie nicht einfach durch diese morphologischen Größenunterschiede erklärt werden können.

Die Fortschritte, die in den letzten Jahren auf dem Gebiet der Neurobildgebung erzielt wurden, haben uns gelehrt, dass die neuronalen Verbindungen *zwischen* verschiedenen Hirnregionen dazu beitragen können, viele Nuancen wichtiger menschlicher Verhaltensweisen und Funktionen zu erklären. [14] Die aktuelle Auffassung ist, dass das Stützgewebe des Gehirns – das Myelin oder die »weiße Substanz« – bei ADHS später reift oder sich später entwickelt. Folglich sind die Auswüchse der Neuronen, die Axone, weniger isoliert und die Nervensignale werden weniger effizient übertragen. Dies könnte einige Beeinträchtigungen von ADHS erklären und auch, warum sich ADHS von Mensch zu Mensch so unterschiedlich äußern kann.

Stellen Sie sich diese verzögerte Reifung und ihre Folgen wie die Beleuchtung in einem Haus vor, wobei die Glühbirnen und Lichtschalter die verschiedenen Gehirnbereiche und die Leitungen zwischen ihnen die neuronalen Verbindungen, die Axone, darstellen. Wenn die Drähte schlecht isoliert oder durchtrennt sind, flackern die Lichter oder gehen aus, auch wenn die Glühbirnen und Schalter voll funktionsfähig sind.

Dopamin – ein wichtiger Akteur

Wenn ich jedes Mal einen Cent bekommen hätte, wenn mir jemand mit ADHS beschrieben hat, wie schwer es ihm fällt, ein Buch zu lesen, einen ganzen Film zu sehen oder ein Gespräch zu führen, wäre ich heute reich. Stellen Sie sich vor, wie schwierig es wäre, ständig von der Umgebung oder den eigenen Gedanken abgelenkt zu werden. Ganz zu schweigen davon, wie anstrengend ein normaler Tag in der Schule oder bei der Arbeit sein kann, der durch äußere Reize, die andere herausfiltern können, zu einem emotionalen Zusammenbruch führt. Diese Probleme bei der

Regulierung von Aufmerksamkeit und Emotionen stehen in engem Zusammenhang mit dem Neurotransmitter Dopamin.

Cluster von Neuronen in verschiedenen Bereichen des Gehirns kommunizieren miteinander, indem sie verschiedene Neurotransmitter freisetzen und elektrische Impulse aktivieren, die über ein hochkomplexes Netz von Axonen (Transmitter) und Dendriten (Empfänger) weitergeleitet werden. Dopamin trägt dazu bei, viele unserer alltäglichen Verhaltensweisen, aber auch einige der problematischeren zu steuern. Durch die Ausschüttung von Dopamin erleben wir Gefühle der Energie und Freude. Einfach ausgedrückt: Dinge, die unsere Überlebenschancen erhöhen, lösen die Ausschüttung von Dopamin aus. Indem wir das durch Dopamin ausgelöste Vergnügen mit einem Ereignis oder Verhalten in Verbindung bringen, lernen wir, diesen Ereignissen und Verhaltensweisen Vorrang vor anderen zu geben. Dopamin hilft dem Gehirn, die Aktivitäten zu bewerten, zu priorisieren und auszuwählen, die wir in einer bestimmten Situation ausführen müssen. Bei einem gestörten Dopaminsystem, wie es bei ADHS der Fall ist, wird es schwieriger, aus der Vielzahl von Reizen, mit denen unser Gehirn ständig bombardiert wird, das richtige Verhalten oder die richtige Aktivität auszuwählen.

Leider ist Dopamin auch am Erlernen und Auswählen von Dingen beteiligt, die auf lange Sicht weniger vorteilhaft für uns sind, wie der Konsum von Suchtmitteln wie Nikotin, Alkohol und illegalen Drogen – Substanzen, die schnell und effektiv enorme Mengen an Dopamin freisetzen.

Das Dopaminsystem spielt also auch eine Rolle dafür, dass es für Menschen mit ADHS so schwierig sein kann, mit Dingen aufzuhören, die als lohnend und angenehm empfunden werden. Es kann sich fast unmöglich anfühlen, den Fokus oder die Aktivität zu wechseln, wenn man sich einmal auf eine Tätigkeit eingelassen hat – dies wird auch als Hyperfokus bezeichnet.

Anhand von bildgebenden Studien am Gehirn wissen wir, dass das ADHS-Gehirn Probleme mit der Dopaminregulierung hat.[25] Es gibt entweder einen Überschuss oder einen Mangel. Wer an ADHS leidet, hat es schwerer, sein Energieniveau anzupassen, sich zu motivieren und motiviert zu bleiben, um Aufgaben zu bewältigen. Alle eingehenden Informationen erhalten den gleichen Dopamin-»Wert«. Die Konzentration wird durch neue oder andere Informationen gefährdet.

Ein Großteil unseres Wissens über ADHS beruht auf den Erkenntnissen über die Auswirkungen einer bestimmten Gruppe von Medikamenten auf die Kernsymptome der Störung. In den 1930er-Jahren entdeckten US-Forscher zufällig, dass eine Gruppe von Medikamenten auf Amphetaminbasis – zentrale Stimulanzien – viele der ADHS-Symptome besserte. Was als Experiment zur Linderung von Kopfschmerzen bei Kindern mit verschiedenen Formen von neurologischen Störungen begonnen hatte, erwies sich stattdessen als vorteilhaft für ihre Hyperaktivität, ihre sozialen Fähigkeiten und ihre schulischen Leistungen. [29]

Kognition und Bewusstsein – wie wir uns selbst und andere wahrnehmen

Vieles von dem, was im Gehirn vor sich geht, und der theoretische Hintergrund verschiedener Gehirnfunktionen ist aufgrund der komplizierten Sprache und der Fachbegriffe, die von Psychiatern und Psychologen verwendet werden, schwer zu verstehen. Darüber hinaus lassen sich nicht alle Ausdrücke direkt übersetzen. Kognition und Bewusstsein sind Begriffe, die häufig verwendet, aber nicht immer vollständig verstanden werden. Das mag daran liegen, dass sich ihre Bedeutungen teilweise überschneiden. »Kognition« lässt sich mit »Wissen« übersetzen und impliziert oft einen weiteren Sinn als nur das, was wir bewusst wahrnehmen. In gewissem Sinne ist alles, was in unserem Langzeitgedächtnis abgelegt ist, etwas, das wir »wissen«, auch wenn wir nicht bewusst darauf zugreifen. Umgekehrt ist Bewusstsein mehr als Kognition, denn es gibt Dinge, die wir erleben, ohne genau zu wissen, was sie für uns bedeuten, wie etwa bestimmte Gefühle und Emotionen. Die Sache wird also ziemlich unübersichtlich, denn es gibt Formen der Kognition (d. h. des Wissens), die kein Bewusstsein beinhalten, und es gibt Formen des Bewusstseins, die keine Kognition beinhalten. Für diesen Zweck und für den Umfang dieses Buches genügt es zu sagen, dass unser Bewusstsein und unsere Kognition die übergeordneten Begriffe sind, unter die einige

Gehirnprozesse fallen, die wichtig dafür sind, die grundlegende Ausprägung von ADHS zu verstehen.

Exekutive Funktionen – der Kontrollturm des Gehirns

Viele Menschen mit ADHS können die Gefühle von Frustration und sinkendem Selbstwertgefühl beschreiben, die damit einhergehen, dass sie alltägliche Aufgaben nicht erledigen können, von denen sie wissen, dass sie sie eigentlich erledigen können oder sollten. Für viele Menschen mit ADHS wird es unglaublich schwierig, Aufgaben zu planen, zu organisieren, zu priorisieren und zu beginnen, von denen sie wissen, dass sie sie angehen müssen.

Sowohl Kinder als auch Erwachsene, die von ADHS betroffen sind, haben es oft schwerer als andere, sich Dinge zu merken, Entscheidungen auf der Grundlage der bestmöglichen Informationen zu treffen und ihr Verhalten an veränderte Umstände anzupassen – oder an die Folgen früherer Entscheidungen oder Ereignisse, die sie erlebt haben.

Erschwerend kommt hinzu, dass viele Menschen mit ADHS in anderen Bereichen hochbegabt sind und beispielsweise über ausgeprägte verbale oder soziale Fähigkeiten verfügen. ADHS kann sich also aufgrund dieser ungleich verteilten Fähigkeiten bei verschiedenen Menschen unterschiedlich äußern, was eine Diagnose sowohl für die Betroffenen als auch für ihr Umfeld schwer verständlich und annehmbar macht.

Um diese komplizierten Vorgänge besser verständlich und begreifbar zu machen, vergleiche ich einmal unsere exekutiven Funktionen mit dem Kontrollturm eines großen internationalen Flughafens. Unsere exekutiven Funktionen behalten, ähnlich wie die Mitarbeitenden im Kontrollturm, den Überblick über die unzähligen Signale, denen das Gehirn zu einem bestimmten Zeitpunkt ausgesetzt ist. Dies gilt natürlich sowohl für intrinsische Reize (Emotionen und Empfindungen aus dem Körper und all seinen Organen) als auch für extrinsische Reize (aus unserer komplexen Umgebung), die mit manchmal widersprüchlichen Signalen auf unser Gehirn einwirken. Wenn der Kontrollturm unterbesetzt ist, wie von F. (»F. und der Flughafen«, Seite S. 155) beschrieben, werden all die eingehenden Informationen schnell überwältigend und unüberschaubar.

Es ist wichtig, nicht zu vergessen, dass der Kontrollturm des ADHS-Gehirns nicht fehlerhaft oder defekt, sondern anders ist. In der Regel haben diese Beeinträchtigungen nur sehr wenig mit der Intelligenz zu tun. In diesem Sinne geht es bei ADHS nicht darum, dass man weiß, was zu tun ist; man ist nicht in der Lage, das zu tun, was zu tun ist, obwohl man weiß, dass man es tun muss.

Über das Planen, Organisieren und Setzen von Prioritäten hinaus steuert der Kontrollturm des Gehirns auch die Aufmerksamkeit und die Motivation. Er steuert unsere Aufmerksamkeit und unser Energieniveau, damit wir weitermachen und uns noch mehr anstrengen, wenn die Dinge kompliziert werden oder wenn es Ablenkungen gibt. Wir müssen in der Lage sein, unseren Fokus vorübergehend zu verlagern und uns dann wieder der anstehenden Aufgabe zuzuwenden. Ein gutes Beispiel dafür, wie wichtig die Fähigkeit ist, die Aufmerksamkeit zu wechseln, ist das Autofahren. Im Straßenverkehr ist es nicht hilfreich, sich auf ein bestimmtes Objekt zu konzentrieren. Um sicher und effizient zu fahren, müssen wir in der Lage sein, unseren Fokus und unsere Aufmerksamkeit sofort zu wechseln. Wir müssen mehrere Szenarien einschätzen und berücksichtigen und gleichzeitig unsere Aufmerksamkeit immer wieder auf die Straße und die sich ständig verändernde Verkehrssituation richten. Viele Menschen mit ADHS haben in dieser Hinsicht Schwierigkeiten, und in der Tat können Verkehrsunfälle eine ernste Folge der gestörten exekutiven Funktionen und der mangelnden komplexen Aufmerksamkeit bei ADHS sein.

Ein weiteres Beispiel sind komplexe Aufgaben, die aus mehreren Schritten bestehen. Multitasking ist für alle Gehirne anspruchsvoll. Viele Erwachsene mit ADHS halten sich jedoch für echte Profis, wenn es darum geht, viele Dinge gleichzeitig zu tun. Tatsächlich ist es jedoch so, dass Multitasking häufiger zu Energieverlusten führt, weil wir Probleme haben, Prioritäten zu setzen und Aufgaben zu erledigen, einen Arbeitstag effizient zu gestalten oder uns an Dinge zu erinnern. Unsere exekutiven Funktionen helfen uns auch dabei, das Kurzzeitarbeitsgedächtnis zu aktivieren und Erfahrungen abzurufen, die für bestimmte Situationen wichtig sind. Es ist auch oft schwierig, sich an gegebene Anweisungen zu erinnern und sie in der richtigen Reihenfolge zu befolgen, um Aufgaben und Aufträge zu erledigen.

Darüber hinaus ist der Kontrollturm des Gehirns dafür verantwortlich, zeitliche Einschätzungen vorzunehmen und zu verarbeiten, wie lange verschiedene Dinge im Verhältnis zueinander dauern werden. Viele Menschen mit ADHS haben nicht nur Probleme mit dem Erinnerungsvermögen, sondern berichten auch, dass es ihnen schwerfällt, alltägliche Aufgaben zu lernen und zu automatisieren. Viele sagen, dass sie sich vergesslich und verwirrt fühlen und dass sie oft einen Raum betreten und vergessen, weswegen sie hereingekommen sind. Manche haben große Schwierigkeiten in der Schule, wenn sie Vokabeln, das Einmaleins oder den Stundenplan lernen müssen. Es kommt häufig vor, dass Erwachsene mit ADHS behaupten, keine Kindheitserinnerungen zu haben, oder dass es ihnen schwerfällt, abzuschätzen, wie lange etwas tatsächlich zurückliegt.

Unsere Fähigkeit, uns auszudrücken, die richtigen Worte für eine Situation zu finden oder die Körpersprache sowie die Intensität und das Tempo der verbalen Kommunikation zu koordinieren, beinhaltet ebenfalls exekutive Funktionen. Wir müssen in der Lage sein, zusammenhängend und für andere verständlich über Erfahrungen zu sprechen und das, was andere sagen und beschreiben, zu verarbeiten und zu verstehen. Für einige Menschen mit ADHS ist dies ein ernsthaftes Problem; andere sind sprachlich begabt und nutzen ihre verbalen Fähigkeiten, um Beeinträchtigungen in anderen kognitiven Bereichen zu kompensieren.

Wahrnehmung, sensorischer Input und motorische Kontrolle

Vielleicht gehören Sie zu den Menschen mit ADHS, die empfindlich auf Eindrücke und Sinneseindrücke aus der Außenwelt oder Signale des eigenen Körpers reagieren? Viele Frauen mit ADHS haben das Gefühl, dass ihnen ein Filter für ihre Umgebung fehlt und sie Dinge bemerken, die andere nicht wahrnehmen. Viele Frauen mit ADHS berichten, dass sie das Gefühl ihrer Kleidung an ihrem Körper nicht ertragen können oder dass der ganze Trubel in sozialen Situationen sie erschöpft.

Obwohl die Empfindlichkeit für Wahrnehmungsreize nicht in den Diagnosekriterien für ADHS enthalten ist, ist sie bei ADHS eher die Regel als die Ausnahme. Viele Menschen mit ADHS weisen Beeinträchtigungen der Wahrnehmung (sensorisch) und der motorischen Fähigkeiten auf. Die Wahrnehmung kann als die Art und Weise beschrieben werden, wie unsere verschiedenen Sinne äußere und innere Reize empfangen, wahrnehmen und darauf reagieren, oder wie wir visuelle und auditive Informationen verarbeiten und diese Eindrücke mit unseren willkürlichen Bewegungen koordinieren. Wenn diese Teile der exekutiven Funktionen des Kontrollturms beeinträchtigt sind, können Sie Ungeschicklichkeit oder Unbeholfenheit erleben. Jemand hat vielleicht seit seiner Kindheit eine unleserliche Handschrift, ein anderer kann keinen Ball fangen, während ein weiterer empfindlich auf Gerüche oder Berührungen reagiert. Manchen fällt es auch schwer, sich in vertrauten und unvertrauten Umgebungen zurechtzufinden – was gemeinhin als Orientierungssinn bezeichnet wird.

Selbstbeobachtung und Selbstwahrnehmung

Was im Zusammenhang mit ADHS selten diskutiert wird, sind die sozialen Schwierigkeiten, die eine Beeinträchtigung der exekutiven Funktionen verursachen kann. Es wird nicht immer geschätzt, wie wichtig der Kontrollturm des Gehirns für die Selbstbeobachtung, die Selbstreflexion und die Selbstkontrolle ist, d. h. dafür, wie bewusst wir uns unserer Handlungen und unseres Verhaltens sind. Dies gilt auch für unsere Fähigkeit, mit Frustration umzugehen und unsere unmittelbaren Emotionen und Impulse zu kontrollieren. Viele Erwachsene mit ADHS schämen sich zutiefst dafür, dass sie ihre Freunde immer wieder verärgern, weil sie etwas Unangemessenes sagen oder ihre Sprache nicht beherrschen können, wenn sie wütend sind. Und wir bekommen nicht immer eine zweite Chance, wenn wir etwas gesagt haben, was jemanden beleidigt hat, egal wie sehr es uns hinterher leidtut.

Wie hängt das alles miteinander zusammen?

Wir können viele der Probleme und Leiden, die mit ADHS verbunden sind, verstehen, wenn wir uns vor Augen führen, wie die verschiedenen Gehirnbereiche Informationen verarbeiten und miteinander kommunizieren. Alle Reize, die wir von unserer Außenwelt erhalten, müssen von mehreren Gehirnnetzwerken bewertet und priorisiert werden, damit wir in der Lage sind, eine geeignete Reaktion zu wählen, die zu den wichtigsten Informationen und unseren lang- oder kurzfristigen Zielen passt. Der Kontrollturm des Gehirns arbeitet unablässig daran, Ordnung in dieses Chaos von ein- und ausgehenden Signalen zu bringen.

Von ADHS betroffen zu sein, wird von manchen so beschrieben, als hätten sie ein Gehirn ohne Filter. Stellen Sie sich Ihr Gehirn als einen Computer vor, der plötzlich die Fähigkeit verliert, Viren und Spam auszusortieren. Sie wären ständigen Angriffen ausgesetzt. Wie würden Sie das alles sortieren? Welche Dateien könnten Sie gefahrlos öffnen und welche E-Mails würden Sie zuerst beantworten? Was könnte warten?

Die Kommunikation zwischen den Frontallappen und anderen Hirnregionen ermöglicht es uns, ein Zeitgefühl zu haben, Prioritäten zu setzen, unser Leben zu strukturieren und unmittelbaren Versuchungen zu widerstehen, um später eine aufgeschobene Belohnung zu erhalten. Bei ADHS kann diese Kommunikation in unterschiedlichem Maße gestört sein. Dies kann sich im Alltag darin äußern, dass man vergisst, Dinge zur Arbeit mitzubringen, Rechnungen rechtzeitig zu bezahlen oder aufgrund von Unsicherheit zögert, Aufgaben oder Aufträge zu erledigen oder zu unterschreiben.

Diese Verflechtung zwischen den Frontallappen und dem übrigen Gehirn ist nicht gleichbedeutend mit Intelligenz. Eine Person kann als begabt und schlagfertig gelten, es aber nicht schaffen, die vereinbarte Aufgabe zu erledigen, den Bericht zu schreiben oder ihren Teil des gemeinsamen Projekts abzugeben. Wenn man nicht versteht, dass der Intellekt nicht dasselbe ist wie die exekutiven Funktionen, sondern dass es sich um zwei unterschiedliche, aber parallele Prozesse handelt, kann es leicht passieren, jemanden vorschnell als faul oder manipulativ abzustempeln.

Es ist jedoch wichtig, sich daran zu erinnern, dass diese Schwierigkeiten für die Person, die sie hat, ebenso schwer zu verstehen und frustrierend sind wie für andere. Wenn unsere exekutiven Funktionen beeinträchtigt sind oder wenn – anders ausgedrückt – der Kontrollturm des Gehirns unterbesetzt ist, müssen alle Informationen manuell verarbeitet werden. Wer mit ADHS lebt, kann sich nicht den Luxus eines Autopiloten leisten oder die energiesparenden Funktionen des Gehirns nutzen, wie es andere tun. Vermeintlich gut gemeinte Ratschläge, sich zu entspannen, können daher verletzend wirken und auch kontraproduktiv sein. Bei ADHS scheint die Aufrechterhaltung der Kontrolle notwendig zu sein, um das innere Chaos in einem konstanten Zustand der Ordnung zu halten.

Ein berühmtes psychologisches Experiment, der sogenannte »Marshmallow-Test«, zeigt, dass Kinder bereits im Alter von vier Jahren Unterschiede in der Selbstbeherrschung und in ihrer Fähigkeit zeigen, unmittelbare Belohnungen in der Hoffnung auf eine spätere Belohnung hinauszuzögern. [80] Folgestudien an den Kindern, die an diesen Experimenten teilgenommen haben, zeigen auch, dass diejenigen, die ihre Impulse in einem frühen Alter kontrollieren konnten, später in der Schule besser abschnitten. [81]

Wir wissen heute, dass bei Kindern mit ADHS die Reifung der Frontallappen um mehrere Jahre verzögert sein kann, sodass viele Betroffene wichtige Hirnfunktionen weniger gut kontrollieren können als ihre Altersgenossen. [52] Auch hier hat die verzögerte Reifung der Frontallappen nur wenig mit Intelligenz oder anderen Talenten zu tun, beeinträchtigt aber eindeutig die exekutiven Funktionen des Gehirns, sodass es schwieriger wird, plötzlichen Impulsen zu widerstehen – wie etwa, der Chefin *ganz genau* zu sagen, was man von ihrem Führungsstil hält, oder den ganzen Schokoriegel zu essen, obwohl man weiß, dass einem davon schlecht wird. Wer mit ADHS lebt, trifft oft überstürzte und impulsive Entscheidungen, die auf unzureichenden Informationen und einer eingeschränkten Abschätzung der Folgen beruhen. Das kann den Eindruck erwecken, dass man nicht weiß, was das Beste für einen ist. Inzwischen wissen wir, dass dies jedoch in der Regel nicht der Fall ist.

S. und der defekte Regler

S., eine junge Frau, beschrieb ihr Leben mit beeinträchtigten exekutiven Funktionen in einer Weise, die dem wissenschaftlichen Verständnis von ADHS sehr gut entspricht. In einer strukturiert durchgeführten Befragung im Rahmen ihrer neuropsychologischen Untersuchung auf ADHS-Diagnosekriterien sagte S:

»Ja, alle diese Beispiele, die Sie anführen, passen. Aber es ist eher so, dass ich nie etwas in Maßen tun kann. Für mich geht es um alles oder nichts, als ob mein innerer Lautstärkeregler nicht richtig funktioniert.«

Sie fuhr fort: »Es ist nicht so, dass ich nicht wüsste, was ich tun soll; es ist nur so, dass ich es nicht schaffe.«

Als Mädchen wurde S. oft gesagt, sie sei ein richtiger Wildfang. Sie war aktiv und aufgeschlossen und hing oft mit ihren älteren Brüdern und deren Freunden herum. S. hatte ein hitziges Temperament und stürzte sich von ganzem Herzen in jede Aktivität, mit der sie beschäftigt war. Sie glaubt, dass sie mit ihrem jähzornigen Temperament und ihren Gefühlsausbrüchen vor allem deshalb durchkam, weil sie sich fast ausschließlich mit älteren Jungen sozialisierte.

»Ich schätze, sie fanden es einfach lustig und ein bisschen niedlich, wenn ich nach einem verschossenen Elfmeter in die Luft gegangen bin«, sagte sie.

Laut ihrer Mutter war S. ein unordentliches Kind. Sie verteilte ihre Sachen im ganzen Haus und ihr Zimmer sah aus wie ein Schlachtfeld. S. erinnert sich daran, dass sie als junges Mädchen selbstbewusst und sorglos war und sich an dem Chaos, das sie hinterließ, kaum störte. Doch je älter sie wurde, desto frustrierter war sie über ihre Schwierigkeiten, Ordnung zu halten und zu schaffen. Obwohl sie oft mit dem Aufräumen begann, endete alles in einem Chaos. Im Teenageralter wurden die Dinge noch turbulenter, nicht zuletzt in emotionaler Hinsicht. Ihre Familie und Freunde fanden ihre Ausbrüche nicht mehr unschuldig charmant, und S. schämte sich, weil sie nicht in der Lage war, ihre Gefühle zu regulieren. Sie wurde von der höchsten zur niedrigsten Lautstärke hin- und her-

geschoben, ohne zu verstehen, wie sie ihre Aktivität, Energie und Emotionen herunterfahren konnte. An manchen Tagen schaffte sie es nicht einmal, die Lautstärke überhaupt aufzudrehen.

»An solchen Tagen habe ich das Gefühl, innerlich tot zu sein, als ob es keinen Sinn hätte, irgendetwas zu tun. Die kleinste Anforderung fühlt sich überwältigend an. Und das, obwohl ich weiß, dass ich an einem anderen Tag in der Lage gewesen wäre, diese Dinge zu tun, ohne darüber nachzudenken. Auch Dinge, die mir Spaß machen, gute Dinge, werden problematisch, wenn mein Lautstärkeregler aufgedreht wird und ich nicht mehr aufhören kann. Andere Leute nehmen mich als manisch wahr und finden es seltsam, dass ich Dinge nicht einfach fallen lassen kann. Wenn ich all diese Energie habe, fange ich so viele Dinge auf einmal an, dass ich die Kontrolle darüber verliere, was zu tun ist.«

»Es wird alles zu einem großen Durcheinander, und am Ende bringe ich nichts zu Ende. Das Schwierigste ist, dass ich nicht weiß, wann meine Energie zu- oder abnimmt. Sie kann sich so schnell und scheinbar ohne logischen Grund ändern, und am Ende lasse ich andere Menschen im Stich.«

Die Schwierigkeiten, die S. hatte, ihr Energieniveau, ihre Handlungen, Gefühle und ihr Verhalten zu planen, zu regulieren und zu kontrollieren, führten zu Problemen in ihrem Leben, obwohl sie wusste, was sie tun sollte und wie sie es tun sollte. Sie hatte das Gefühl, ihren inneren Lautstärkeregler nicht im Griff zu haben, und im Laufe der Jahre nagte dies so sehr an ihrem Selbstwertgefühl und ihrem Selbstbild, dass sie oft verzweifelt und hoffnungslos war.

4 Die Hormone

Es dürfte keine große Überraschung sein, dass ein Teil der menschlichen Bevölkerung mehrmals im Jahr große hormonelle Veränderungen durchmacht. Die weiblichen Geschlechtshormone schwanken nicht nur über Monate, sondern auch über die Lebenszeit, von der Pubertät bis zur Menopause. Da jedoch (bis vor kurzem) fast alle Forschungsarbeiten über ADHS an Jungen und Männern durchgeführt wurden, werden die Untersuchungen von ADHS und die zur Behandlung eingesetzten Medikamente in erster Linie an einem Gehirn mit einem viel stabileren hormonellen Umfeld getestet und angepasst.

Abgesehen von der Frage, wie die Medikamentendosis an das wachsende Kind angepasst werden kann, wurde nie ernsthaft erörtert oder erforscht, wie sich die ADHS-Symptome in den verschiedenen Lebensphasen oder Hormonzyklen von Frauen verändern können und dass ihre Medikation durch diese recht extremen Hormonschwankungen beeinflusst werden kann. Dies ist sehr bemerkenswert, wenn man bedenkt, wie viele Mädchen und Frauen mit ADHS uns berichten, dass sie in der Pubertät, während bestimmter Phasen ihres Menstruationszyklus und während und nach der Schwangerschaft die Kontrolle über ihre Gefühle und ihr Energieniveau verlieren. Ältere Frauen mit ADHS beschreiben, wie sich ihre ADHS-Symptome in den Wechseljahren verändert oder verschlimmert haben; dass sie in den Jahren um die Wechseljahre herum noch stärker unter »Hirnnebel«, Schlafstörungen und emotionaler Dysregulation leiden. In Zeiten schwankender Hormone leiden viele

Frauen mit und ohne ADHS unter lähmenden kognitiven Schwierigkeiten, fühlen sich impulsiver und sind generell weniger gut in der Lage, ihren Alltag zu bewältigen.

Auch wenn die Forschung kaum zuverlässige Erklärungen für diese Zusammenhänge liefern kann, müssen wir diese Aussagen ernst nehmen. Insbesondere müssen die individuellen Erfahrungen im Zusammenhang mit hormonellen Faktoren bei der Planung von ADHS-Behandlungen und anderen Interventionen berücksichtigt werden. Bedauerlicherweise ist dies heute nicht der Fall. Schauen wir uns also genauer an, was im weiblichen Körper und im Gehirn auf dem Weg der Hormone passiert und wie dies ADHS beeinflussen und betreffen könnte.

A. und die wiederkehrenden Aggressionen

Bei A. wurde ADHS diagnostiziert, als sie noch die weiterführende Schule besuchte. Zu dieser Zeit war es sehr ungewöhnlich, dass bei Mädchen ADHS diagnostiziert wurde, aber A. zeigte viele der Symptome von Hyperaktivität und Impulsivität, die bei Jungen häufiger vorkommen.

Es dauerte viele Jahre, bis A. begann, die Zusammenhänge zu erkennen und ein beunruhigendes Muster in ihren Liebesbeziehungen zu entdecken. Nach einem weiteren gescheiterten Versuch, die Liebe zu finden, schlug eine Freundin vor, eine »Zyklus-App« herunterzuladen. Es zeichnete sich ein Muster ab, dass immer ein bis zwei Wochen vor der fälligen Menstruation wiederkehrende Phasen mit besonders niedrigem Selbstwertgefühl und Melancholie, Überempfindlichkeit, Abneigung gegen körperliche Nähe, Reizbarkeit und vor allem eine äußerst gereizte Aggressivität auftraten.

Rückblickend kann A. ohne weiteres mehrere Beziehungen benennen, die in diesen Zeiten negativer Affekte endeten – Streitereien, die sie bitter bereute, und Freundschaften, die sie nicht retten konnte und denen sie noch lange nachtrauerte. Diese Probleme sind im Laufe der Jahre nicht leichter geworden, ganz im Gegen-

teil. Als sie in ihren Zwanzigern war, dauerten diese Episoden unkontrollierter Emotionen und Aggressionen einige Tage vor ihrer Periode an. Jetzt, in ihren Vierzigern, sind es eher vierzehn Tage oder mehr – also mehr als ein halber Monat oder die Hälfte ihrer Lebenszeit.

A. betrachtet die zwei Wochen vor ihrer Periode als eine Zeit des »ADHS deluxe«, in der sich ihre ADHS-Symptome verstärken und sich Abwehrmechanismen und sonst gut eingeübte Strategien als unwirksam erweisen.

Heute hat A. einen Großteil dieser Probleme unter Kontrolle, indem sie ihre Zyklen mithilfe einer Zyklus-App verfolgt und ihre ADHS-Medikamente gemeinsam mit ihrem Psychiater anpasst. Ähnlich wie jemand mit Diabetes, der die Insulindosis in Abhängigkeit von mehreren sich äußerlich und innerlich verändernden Faktoren anpasst, passt sie ihre Dosis an die verschiedenen Phasen ihres Menstruationszyklus an und kann durch diese einfache Maßnahme ihr Gefühls- und Wutmanagement erheblich verbessern.

Auch die Einsicht, dass ihr psychischer Zustand auf die Biologie zurückzuführen ist, hat ihr geschädigtes Selbstwertgefühl teilweise wiederhergestellt. Vorausschauende Planung und das Wissen um ihren biologischen Zustand helfen ihr, in ihren anfälligeren Phasen nicht in Panik zu geraten und keine übereilten Entscheidungen mit unerwünschten Langzeitfolgen zu treffen.

Weibliche Hormone und das Gehirn

ADHS-Symptome existieren nie in einem Vakuum, sondern müssen in den Kontext der inneren und äußeren Umgebung des individuellen Körpers und Geistes gestellt werden. Dies gilt insbesondere für Frauen, da das weibliche Sexualhormon Östrogen sowohl die Entwicklung als auch die tägliche Funktion des Gehirns beeinflusst. Außerdem schwankt der Hormonspiegel einer Frau im Laufe des Lebens und während jedes

Menstruationszyklus stark, was sich nicht nur auf die Fortpflanzungsorgane, sondern auch auf den Input und Output der Gehirnprozesse auswirkt. Leider gibt es nur wenige Studien darüber, wie sich normale Hormonschwankungen auf ADHS-Symptome bei Frauen auswirken. Noch weniger ist darüber bekannt, wie körpereigene Hormone mit den verschiedenen Medikamenten zur Behandlung von ADHS interagieren könnten. Aber Mädchen und Frauen mit ADHS berichten uns immer wieder, dass ihre Hormone eine Rolle spielen. Solange wir keine konkreteren Fakten darüber haben, gibt es einige überzeugende Theorien, die uns helfen können, unser Verständnis bei der Untersuchung, Diagnose und Behandlung von Mädchen und Frauen mit ADHS zu vertiefen.

In der Theorie zeigen Studien an Tieren, dass Östrogen und Dopamin eng miteinander verflochten sind und sich gegenseitig in ihrer Wirkung beeinflussen. Östrogen wirkt auf Dopaminzellen im Gehirn und stimuliert Enzyme, die an der Dopaminsynthese beteiligt sind. [69] Darüber hinaus beeinflussen die natürlichen Schwankungen von Östrogen und Progesteron (ein weiteres weibliches Geschlechtshormon) während des Menstruationszyklus viele der kognitiven Prozesse in den Bereichen Entscheidungsfindung, soziale Fähigkeiten und emotionale Regulierung bei Frauen im Allgemeinen. [30] Obwohl es immer noch an Studien darüber mangelt, wie Frauen mit ADHS auf hormonelle Schwankungen reagieren, gibt es mehrere Berichte darüber, wie Progesteron (natürliches wie auch synthetisches Gestagen in Verhütungsmitteln) die Stimmungen von Frauen beeinflusst. [109]

Darüber hinaus scheint die Wirkung zentraler Stimulanzien, die zur Behandlung von ADHS eingesetzt werden, auch durch Veränderungen der Geschlechtshormone beeinflusst zu werden, möglicherweise aufgrund der Wechselwirkung zwischen Östrogen und Dopamin. Viele Frauen berichten, dass die Wirkung ihrer Medikamente im ersten Teil des Menstruationszyklus (Follikelphase) verstärkt wird. In den ersten beiden Wochen des Menstruationszyklus steigt der Östrogenspiegel an, während der Progesteronspiegel niedrig bleibt. In den beiden letzten Wochen des Zyklus (Lutealphase) steigt der Progesteronspiegel an, wodurch die Wirkung des Östrogens abgeschwächt wird. [57] [58] [116] Leider gibt es keine Studien, die untersuchen, wie sich hormonelle Schwankungen auf die Behandlung auswirken oder ob die Dosis entsprechend dem Menstruationszyklus angepasst werden sollte. Eine weitere interessante, aber noch unerforschte Hypothese ist, ob Verhütungsmittel, die den Hormonspiegel während des Menstruationszyklus ausgleichen, die ADHS-Symptome und die emotionale Regulation bei fruchtbaren Frauen verbessern könnten.

Obwohl es also viele interessante und vielversprechende Hypothesen gibt, wissen wir immer noch wenig darüber, wie natürliche und synthetische Hormonschwankungen die vorliegenden ADHS-Symptome verändern, bessern oder manchmal auch verschlimmern können. Eine plausible Erklärung dafür, dass die weiblichen ADHS-Symptome im Zusammenhang mit Hormonschwankungen so wenig erforscht wurden, könnte darin liegen, dass diese Umstände von unterschiedlichen medizinischen Fachrichtungen behandelt werden. Gynäkologen sind auf weibliche Geschlechtshormone spezialisiert, während ADHS und psychiatrische Komorbiditäten von Psychiatern behandelt werden. Obwohl viele Frauen eine Verschlimmerung ihrer ADHS-Symptome und eine Beeinträchtigung im Alltag in Zusammenhang mit bestimmten Phasen ihres Menstruationszyklus und den hormonellen Veränderungen im Laufe des Lebens bezeugen, gibt es nur sehr wenige stichhaltige Beweise, an denen wir uns orientieren können, wenn es darum geht, den mit ADHS und Hormonen verbundenen Stress und das Leiden von Mädchen und Frauen zu lindern.

Kindheit

Die Eierstöcke, die für die Produktion der weiblichen Geschlechtshormone zuständig sind, ruhen von Geburt an und tun während der Kindheit nicht viel. Stabile Hormonspiegel in Verbindung mit eher subtilen ADHS-Symptomen können es anderen schwer machen, die Schwierigkeiten von Mädchen in dieser Lebensphase zu verstehen und zu erkennen. Die Chancen, ADHS bei Mädchen zu erkennen, haben sich verbessert, seit in den Diagnosekriterien das Alter, in dem sich die Symptome manifestieren sollten, von sieben auf zwölf Jahre angehoben wurde. Diese Altersgrenze für die Diagnose ist für Mädchen jedoch nach wie vor problematisch, da viele Mädchen keine externalisierenden Symptome zeigen, bevor die Hormone aktiv werden. Bei den meisten geschieht dies im Alter von 12 Jahren oder noch später.

Wenn die Pubertät näher rückt, beginnen die Eierstöcke in zunehmendem Maße mit der Produktion von Östrogen, bis der erste Eisprung stattfindet. Ab diesem Zeitpunkt werden jeden Monat in einem regelmäßigen Zyklus Östrogen und Progesteron produziert und effektiv synchronisiert.

Pubertät, Adoleszenz und reproduktive Gesundheit

Die Teenagerjahre sind eine Zeit der Möglichkeiten und Herausforderungen. Für viele können die Jahre um die Pubertät herum und bis in die Adoleszenz hinein turbulent und beängstigend sein. Das gilt sowohl für die Teenager als auch für ihre Eltern.

Folglich führen die Teenagerjahre in vielen Familien zu Reibereien und Konflikten, was viele Eltern zu der Frage veranlasst, was um alles in der Welt der Grund für all die Tränen und das Geschrei sein könnte. Als Mutter von fünf Teenagern kenne ich das nur allzu gut, und um ehrlich zu sein, kann ich auch nicht mit uneingeschränktem Stolz auf meine eigenen Teenagerjahre zurückblicken. Wahrscheinlich habe ich genau das zurückbekommen, was ich verdient habe. Aber wenn der jugendliche Tsunami ausbricht, finde ich es oft hilfreich und tröstlich, einen Schritt zurückzutreten und über die evolutionären Vorteile nachzudenken, die es mit sich bringt, wenn in einer oft gut zusammengewachsenen Gruppe genetisch verwandter Individuen ein solcher Streit entsteht.

Tatsache ist, dass unsere Spezies darauf angewiesen ist, dass Teenager ihre Eltern in Frage stellen, denn diese Reibereien bringen sie auf eine (oft recht gefährliche) Reise hin zu einem autonomen Individuum. Würden wir einfach zu Hause bei unseren Eltern bleiben, würden keine neuen Kinder entstehen, und das kann die Natur nicht gebrauchen. Interessanterweise hat die Evolution dafür gesorgt, dass unsere Gehirne – insbesondere die Frontallappen – in dieser Lebensphase unentwickelt bleiben. Irgendwie scheint es, als wolle die Natur, dass wir sämtliche Risiken eingehen und die Normen unserer Freunde den Ratschlägen unserer Eltern vorziehen – wahrscheinlich, weil es für das Überleben unserer Spezies wichtig ist, dass wir von Gleichaltrigen akzeptiert werden und neue soziale Gruppen bilden, die zur Gründung unserer eigenen Familien führen können.

Leider können die Pubertät und die radikalen Veränderungen, die Körper und Gehirn durchlaufen, auch mit einem höheren Risiko für Stress, soziale Unsicherheit und psychische Erkrankungen verbunden sein. Dies scheint besonders für heranwachsende Mädchen und Frauen mit ADHS zu gelten. Eine US-amerikanische Studie, die Mädchen und junge Frauen mit ADHS von der Kindheit bis ins Erwachsenenalter begleitet hat, zeigt, dass Frauen mit ADHS ihre Teenagerjahre als besonders herausfordernd beschreiben. Sie haben sowohl in der Schule als auch im sozialen Umfeld Schwierigkeiten, fangen früher an zu rauchen, zu trinken und Drogen zu nehmen und leiden häufiger unter Depressionen und Angstzuständen als Mädchen ohne ADHS-Diagnose. Leider ist es üblich, dass ihre Probleme erst im Teenageralter oder im jungen Erwachsenenalter für andere offensichtlich werden. [51]

Darüber hinaus leiden Mädchen und junge Frauen mit ADHS häufig unter einem geringen Selbstwertgefühl und der Ablehnung durch Gleichaltrige, was sie oft in riskante Situationen bringt. Dies gilt insbesondere, wenn es um Beziehungen und Sex geht. Untersuchungen zeigen, dass Mädchen und Frauen mit ADHS früher und mit mehr Partnern Sex haben als Gleichaltrige. Angetrieben von der Sehnsucht nach Liebe und Anerkennung, entsteht ein Teufelskreis, da sie einem Risiko für alle Arten von negativen Auswirkungen auf die reproduktive Gesundheit ausgesetzt sind, wie z. B. sexuell übertragbare Krankheiten, ungeplante Schwangerschaften, Abtreibungen und frühe ungewollte Elternschaft. [4] Tatsächlich hat unsere Forschungsgruppe kürzlich gezeigt, dass Mädchen und Frauen mit ADHS ein sechsfach erhöhtes Risiko haben, im Teenageralter Mutter zu werden, verglichen mit jungen Frauen ohne diese Diagnose. [107]

Es ist noch nicht genau bekannt, warum Frauen mit ADHS ein erhöhtes Risiko haben, im Teenageralter Mutter zu werden. Kernsymptome von ADHS, wie z. B. beeinträchtigte kognitive Funktionen, exekutive Dysfunktion und Impulsivität, spielen unweigerlich eine Rolle für das Risiko, im Teenageralter Mutter zu werden. ADHS kann es erschweren, sich an die Einnahme der Pille zu erinnern, und häufige Begleiterkrankungen und psychosoziale Folgen wie geringes Selbstwertgefühl und Ablehnung durch Gleichaltrige können junge Frauen mit ADHS in Situationen bringen, in denen es schwierig ist, sich zu behaupten. Viele junge Frauen mit ADHS berichten uns, dass sie in sexuelle Handlungen eingewilligt haben, in denen sie sich eigentlich überhaupt nicht wohlfühlten. Psychische und emotionale Nebenwirkungen von Verhütungsmitteln sind bei jungen Frauen relativ weit verbreitet und besonders häufig bei Frauen mit vorausgehenden psychischen Problemen. Viele junge Frauen mit ADHS berichten uns, dass sie die Pille aufgrund von Nebenwirkungen abgesetzt haben und versuchen, andere, vielleicht weniger wirksame Methoden anzuwenden. [9]

In einer anderen aktuellen Studie unserer Forschungsgruppe stellten wir fest, dass junge Frauen mit ADHS im Vergleich zu ihren nicht betroffenen Altersgenossinnen mehr Probleme mit der Verträglichkeit hormoneller Verhütungsmittel hatten. Genauer gesagt, hatten sie ein fünffach erhöhtes Risiko, nach der Einnahme oraler Kontrazeptiva eine Depression zu entwickeln, verglichen mit nicht betroffenen Frauen desselben Alters. [74] Da sich eine Elternschaft in jungen Jahren mit wichtigen und prägenden Lebensjahren überschneidet, verstärkt dieses Risiko die negativen psychosozialen Folgen, die bereits mit ADHS verbunden sind. Da die gewählten Verhütungsmethoden keine unnötigen Risiken in Bezug auf Stimmungsschwankungen und Depressionen mit sich bringen sollten, müssen ihnen wirksame Alternativen leicht zugänglich sein. Benutzerunabhängige, lang wirkende, reversible Verhütungsmittel wie Intrauterinpessare (IUP, »Spirale«) können eine sichere und wirksame Möglichkeit sein, Teenagerschwangerschaften bei jungen Frauen mit ADHS zu verhindern.

Da Frauen mit psychiatrischen Diagnosen häufig von wissenschaftlichen Studien zu Verhütungsmitteln ausgeschlossen werden, wissen wir leider immer noch zu wenig über dieses drängende Problem. Mehr Forschung über die einzigartigen biologischen Bedingungen von Frauen und ADHS würde die Lebensqualität von Mädchen und Frauen mit ADHS wahrscheinlich drastisch verbessern.

Der Menstruationszyklus

Die meisten Mädchen bekommen ihre erste Periode im Alter von zehn bis sechzehn Jahren. Der durchschnittliche Menstruationszyklus dauert etwa 28 Tage, kann aber um bis zu vier Tage variieren, ohne als unregelmäßig zu gelten. Der Eisprung findet normalerweise 14 Tage vor der Menstruationsblutung statt.

Geht man von einem 28-tägigen Menstruationszyklus aus, so steigt der Östrogenspiegel in den ersten zwei Wochen der Follikelphase allmählich an. In dieser Zeit wird kein Progesteron produziert, und das Östrogen stimuliert die Freisetzung anderer wichtiger Neurotransmitter im Gehirn wie Serotonin und Dopamin. Frühere Forschungen haben gezeigt, dass sich Östrogen bei Frauen im Allgemeinen positiv auf die exekutiven Funktionen und die Aufmerksamkeit auswirkt. [46] Wir wissen weniger darüber, wie sich hormonelle Schwankungen auf ADHS-Symptome bei Mädchen und Frauen auswirken, aber es überrascht nicht, dass viele Frauen mit ADHS die ersten zwei Wochen nach der Menstruation als weniger problematisch empfinden, sowohl in emotionaler Hinsicht als auch in Bezug auf das Funktionieren im Alltag.

Auf einer höheren Ebene, im Gehirn, regen zwei übergeordnete Hormone, die von der Hirnanhangdrüse ausgeschüttet werden – das follikelstimulierende Hormon (FSH) und das luteinisierende Hormon (LH) – die Eierstöcke zur Produktion von Östrogen an und lösen den Eisprung aus. Nach dem Eisprung, etwa am 14. Tag, verwandelt sich der Follikel (das Eibläschen) in den hormonproduzierenden Gelbkörper (Corpus luteum). Der Gelbkörper sondert Progesteron ab, das die Gebärmutterschleimhaut (Endometrium) auf die Ankunft einer befruchteten Eizelle und eine mögliche Schwangerschaft vorbereitet. In den letzten beiden Wochen des Menstruationszyklus, der Lutealphase, steigt also der Progesteronspiegel zusammen mit dem bereits hohen und stabilen Östrogenspiegel an. Es gibt Hinweise darauf, dass Progesteron ADHS-ähnliche Symptome verschlimmern kann, und Frauen mit ADHS berichten dementsprechend häufig, dass die Lutealphase mit einer Verschlechterung ihrer ADHS-Symptome und ihrer Alltagsbewältigung einhergeht. [98]

PMS oder PMDS

Viele Frauen beschreiben sich selbst als besonders empfindlich und instabil mit plötzlichen und aufdringlichen Stimmungsschwankungen, Angstzuständen, Reizbarkeit und Schlafstörungen in den Tagen oder Wochen vor der Periode. PMS (Prämenstruelles Syndrom) und PMDS (Prämenstruelle dysphorische Störung), eine schwerwiegendere Form von PMS, sind Zustände, die häufig zu beeinträchtigenden psychischen und körperlichen Symptomen führen. Untersuchungen zeigen, dass PMS und PMDS bei Frauen mit ADHS häufiger vorkommen als in der Allgemeinbevölkerung. [28]

Die Angaben darüber, wie häufig fruchtbare Frauen unter PMS- oder PMDS-bedingten Problemen leiden, gehen auseinander. Das liegt vor allem daran, wie die Symptome definiert werden und ab wann sie als problematisch gelten. Außerdem wissen wir nicht genau, was PMS oder PMDS auslöst und warum manche Frauen mehr darunter leiden als andere. Es gibt jedoch zahlreiche Theorien darüber, was im Körper passiert, wenn der Östrogen- und der Progesteronspiegel während eines Menstruationszyklus schwanken. Obwohl es noch nicht vollständig erforscht ist, wird Östrogen manchmal als »Superkraftstoff« für das Gehirn angesehen, der die kognitiven und exekutiven Funktionen, die Schlafqualität, das Gedächtnis und die emotionale Regulation verbessert. Östrogen scheint während des gesamten Lebens eine schützende Wirkung auf die allgemeine psychische Gesundheit von Frauen zu haben. Im Gegensatz dazu werden PMS- und PMDS-Symptome in der Theorie mit dem Anstieg des Progesteronspiegels während der Lutealphase in Verbindung gebracht, und es gibt einige Hinweise darauf, dass Progesteron oder Stoffwechselprodukte des Progesterons bei manchen Frauen eine nachteilige Wirkung auf ihre Fähigkeit haben, mit Angst und Aggressionen umzugehen. Progesteron hat also das Potential, die Kontrolle über ADHS und das Funktionieren im Alltag zu verschlechtern. [74]

Der Umgang mit ADHS ist oft schon schwierig genug, aber zusätzlich müssen viele Mädchen und Frauen ihr ADHS während ständiger hormoneller Schwankungen bewältigen. Ein zentraler Bestandteil für den erfolgreichen Umgang mit ADHS ist die Selbsteinschätzung und Selbstwahrnehmung. Es ist nicht schwer zu verstehen, dass dies um ein Vielfaches schwieriger zu erreichen ist, wenn sich alles, einschließlich der Hormone, der Emotionen und der ADHS-Symptome, ständig ändert. Wir müssen auf diese Schwierigkeiten aufmerksam machen und die richtige Unterstützung anbieten, um das Risiko einer Beeinträchtigung der ADHS-Symptome aufgrund von PMS und PMDS sowohl kurz- als auch langfristig zu reduzieren.

Schwangerschaft

Viele Frauen, ob mit oder ohne ADHS, werden irgendwann in ihrem Leben Mutter. Nicht alle von ihnen sind jedoch darauf vorbereitet, wie sich dieser »natürliche Ausnahmezustand« auf ihren Hormonhaushalt und ihr psychisches Wohlbefinden auswirken wird. Die wachsende Plazenta produziert Hormone, die sich auf viele Organe des Körpers auswirken, einschließlich der Hormonausschüttung der Nebennieren und der Schilddrüse, die das zentrale Nervensystem und das Gehirn beeinflussen können.

Es lässt sich nicht vorhersagen, wie eine Frau körperlich oder seelisch auf diese Hormonveränderungen reagieren wird. Da sich der Hormonspiegel in kurzer Zeit verändert, leiden viele Frauen in den ersten Monaten der Schwangerschaft unter Müdigkeit und Stimmungsschwankungen, unabhängig davon, ob sie ADHS haben oder nicht.

Wenn der Östrogenspiegel während der Schwangerschaft ansteigt, berichten viele Frauen, dass sie sich besser fühlen und besser funktionieren – wiederum unabhängig von ihrem ADHS-Status. Wenn jedoch ADHS bei einer Frau mit einem gestörten Körperbild, ihrer Fähigkeit, mit Veränderungen umzugehen, oder ihrer Empfindlichkeit gegenüber hormonellen Schwankungen einhergeht, kann sich die Schwangerschaft als schwieriger erweisen.

Schwangere Frauen mit ADHS berichten häufig, dass sie sich in ihrem wachsenden Körper unwohl fühlen, sich Sorgen über die Unwägbarkeiten der Geburt und ihre Fähigkeit, mit Schmerzen umzugehen, machen oder von Selbstzweifeln angesichts der bevorstehenden Mutterschaft geplagt werden. Das Verständnis für die eigenen ADHS-Symptome und die damit verbundene Unterstützung durch andere ist oft entscheidend für den Verlauf einer Schwangerschaft. Viele Frauen entscheiden sich dafür, ihre ADHS-Medikamente vor oder während der Schwangerschaft abzusetzen, weil sie glauben, dass noch zu wenig darüber bekannt ist, ob und wie sich diese Medikamente auf sie und ihren Fötus auswirken könnten.

Bis vor Kurzem gab es einfach nicht genügend Forschungsdaten von Frauen, die während der Schwangerschaft ADHS-Medikamente einnahmen, um klare und allgemeine Empfehlungen auszusprechen. Inzwischen gibt es jedoch keine Beweise dafür, dass zentrale Stimulanzien die schwangere Frau oder ihr ungeborenes Kind schädigen. In der Praxis erfolgt oft wie bei den meisten pharmakologischen Behandlungen während der Schwangerschaft eine transparente Risiko-Nutzen-Abwägung mit der Frau und ihrem Partner. Die Entscheidung, die Medikation fortzuführen oder auszusetzen, sollte immer von den individuellen Präferenzen der Frau, dem Ausmaß der ADHS-Symptome und den möglichen Folgen abhängig gemacht werden. Eine gründliche Untersuchung durch einen Psychiater und einen Gynäkologen mit umfassender Erfahrung im Bereich ADHS und geburtshilflicher Risikofaktoren, vorzugsweise in Zusammenarbeit, wird immer empfohlen. Manche Frauen entscheiden sich für eine Unterbrechung der Behandlung, andere für eine Fortsetzung. In jedem Fall wissen wir, dass es für Mutter und Kind am wichtigsten ist, sich während der Schwangerschaft geistig, emotional und körperlich so gut wie möglich zu fühlen. [35] [56] [77]

Geburt und frühe Mutterschaft

Ein Kind auf die Welt zu bringen, kann einer der schönsten und freudigsten Momente im Leben sein. Für manche kann diese Erfahrung jedoch auch beängstigend und verunsichernd werden. Es ist nicht ungewöhnlich, dass sich Frauen nach Schwangerschaft und Geburt niedergeschlagen oder sogar depressiv fühlen. Dies gilt insbesondere für junge Mütter mit ADHS. Untersuchungen zeigen, dass postpartale Depressionen bei

Frauen mit ADHS häufiger auftreten als in der Allgemeinbevölkerung. [28] Die Scham und das Tabu, die mit diesen unerwünschten Gefühlen einhergehen können, sind oft eine zusätzliche Belastung in einer ohnehin schon schwierigen Situation. Was sich zunächst wie ein vorübergehendes Stimmungstief anfühlt, kann sich bei manchen zu einem Zustand völliger Angst und Depression entwickeln, in dem sie in düsteren Gedanken, lähmender Erschöpfung oder Gefühlen von Angst und einer bevorstehenden Katastrophe gefangen sind.

Wenn man die Grundlagen über das Leben mit ADHS versteht, kann man leicht nachvollziehen, wie Geburt und Säuglingsalter das psychische Wohlbefinden einer frischgebackenen Mutter ernsthaft gefährden können. Für jemanden, der normalerweise anfällig für Schlaflosigkeit ist, können die ersten Monate mit einem fordernden Neugeborenen eine zusätzliche Herausforderung darstellen. Und für jemanden, der Schwierigkeiten hat, das eigene Alltagsleben zu organisieren, kann es sich als nahezu unmöglich anfühlen, die zusätzlichen organisatorischen Fähigkeiten und die emotionale Stressbewältigung aufzubringen, die nötig sind, um sich um ein Baby mit unvorhersehbaren Bedürfnissen zu kümmern.

Auch wenn das Risiko einer postpartalen Depression bei Frauen mit ADHS noch wenig erforscht ist, wissen wir, dass eine schwere und negative Geburtserfahrung ein Risikofaktor ist. Wenn man bedenkt, dass ADHS eine Person anfälliger für Ängste und Depressionen macht und dass sie Schwierigkeiten hat, Routinen und eine funktionale Struktur im Leben zu etablieren, ist es leicht zu verstehen, weshalb Frauen besonders sensibel reagieren, wenn hormonelle Schwankungen mit großen lebensverändernden Ereignissen zusammenfallen.

Daher ist es wichtig, dass wir uns schwerer Formen von Stress und Depressionen nach Schwangerschaft und Geburt bewusst sind und ihnen nach Möglichkeit vorbeugen. Es ist viel gewonnen, wenn wir vor der Entbindung gemeinsam mit der Schwangeren, ihrem Partner, ihrer Familie und den medizinischen Fachkräften einen konkreten Plan erstellen können. Dieser Plan sollte so spezifisch wie möglich sein und die Erwartungen und Befürchtungen der Mutter enthalten, aber auch eine detaillierte Beschreibung, welches Verhalten und welche Unterstützung sie sich von anderen aufgrund ihrer zugrunde liegenden ADHS und/oder anderer einzigartiger Verletzlichkeiten wünscht. Das Ziel sollte immer sein, ihr und dem Kind den bestmöglichen Start in ihr neues gemeinsames Leben zu ermöglichen.

Menopause und das Älterwerden

Mit der Erkenntnis, dass ADHS nicht nur eine Diagnose ist, die Kinder und junge Erwachsene betrifft, haben wir erkannt, dass für eine beträchtliche Anzahl erwachsener Frauen ein weiterer Lebensabschnitt beginnt, der für Menschen mit ADHS eine besondere Herausforderung darstellen kann. Die Menopause, die bei den meisten Frauen um das 50. Lebensjahr herum eintritt, bedeutet das Ende der fruchtbaren Jahre, in denen der Östrogenspiegel allmählich abnimmt, bis kein körpereigenes Hormon mehr produziert wird. Die Menopause wird definiert als ein Jahr (12 Monate) nach der letzten Periode einer Frau. Das Durchschnittsalter hierfür liegt bei 51 Jahren.

Dieser allmähliche Rückgang des Östrogens beginnt jedoch im Allgemeinen etwa fünf bis zehn Jahre vor der eigentlichen Menopause. Mit einem Durchschnittsalter von etwa 47 Jahren treten die meisten Frauen in die so genannte Perimenopause ein, in der die Periode unregelmäßiger wird und sowohl in längeren als auch in kürzeren Abständen auftritt. Die Menstruation kann in manchen Zyklen stark und in anderen leicht sein. Dies ist auf den zunehmend unregelmäßigen, aber im Laufe der Zeit allmählich abnehmenden Östrogen- und Progesteronspiegel zurückzuführen. Auch die Spiegel der beiden übergeordneten Hormone FSH und LH, die die Eierstöcke zur Östrogenproduktion und zur Freisetzung der Eizelle anregen, schwanken in der Perimenopause erheblich. Zunächst steigen FSH und LH als Reaktion auf den sinkenden Östrogenspiegel an, doch im Laufe der Zeit sinken auch sie und bleiben bis zum Eintritt in die Menopause niedrig. Daher können die Werte von FSH und LH dazu verwendet werden, das Stadium der Peri- oder Postmenopause einer Frau zu beurteilen.

Mit Eintritt in die Menopause findet kein Eisprung mehr statt, sodass auch kein Progesteron mehr produziert wird, und bei einigen Frauen können die Symptome von PMS/PMDS nachlassen und schließlich ganz verschwinden. Allerdings können diese schwankenden Hormonspiegel in der Peri- und Menopause bei vielen Frauen, ob mit oder ohne ADHS, auch mit extremeren Stimmungsschwankungen und kognitiven Beeinträchtigungen verbunden sein. [115]

Für Frauen mit ADHS kann dieser Lebensabschnitt besonders belastend und beeinträchtigend sein. Genauso wie sich der schwankende Östrogenspiegel während der monatlichen Menstruationszyklen auf den Körper und das Gehirn auswirken, wirken sich die verstärkten und unregelmäßigen Schwankungen in der Perimenopause und der verringerte Östrogenspiegel nach der Menopause in vielerlei Hinsicht auf das Gehirn aus.

Für manche Frauen sind diese inneren Veränderungen in Verbindung mit neuen Lebensumständen (z. B. Ruhestand, Umzug, Verlust von Freunden, geliebten Menschen oder sogar des Lebenspartners) belastender als für andere. Der Rückgang des Östrogenspiegels wirkt sich auch auf den Serotonin- und Dopaminspiegel aus, was wiederum die Stimmung, die emotionale Regulierung, das Gedächtnis, das Energieniveau und die Stresstoleranz beeinträchtigt. Viele Frauen mit ADHS berichten, dass sich ihre bereits bestehenden Symptome in den Jahren um die Menopause herum verschlimmern. Einige beschreiben das Auftreten von ADHS-Symptomen, die sie zuvor noch nie erlebt haben.

Ein Teil der Frauen mit oder ohne ADHS-Diagnose leidet unter schweren Gedächtnisstörungen und sucht aus Sorge, an Demenz oder Alzheimer zu erkranken, einen Arzt auf. Wenn zuvor noch keine ADHS-Diagnose gestellt wurde, kann dies bei der Untersuchung eine ziemliche Herausforderung darstellen, denn es gilt herauszufinden, welche Symptome am ehesten mit welchem Umstand in Verbindung gebracht werden können: ADHS, Demenz oder Menopause?

Bei Frauen mit einer bestehenden ADHS-Diagnose, die in die Wechseljahre kommen, ist es nicht ungewöhnlich, dass ihre hormonellen Veränderungen sowohl die ADHS-Medikation als auch frühere erfolgreiche Bewältigungsstrategien beeinflussen. Manchmal müssen die Patientinnen und ihre Ärzte neue Wege zur Behandlung finden.

Sexualität und Beziehungen

Sexualität ist eine private und für viele Menschen sensible Angelegenheit. Leider werden Fragen zu diesem wichtigen Aspekt des Lebens bei der Untersuchung und Behandlung von ADHS nur selten angesprochen. Könnte das daran liegen, dass Sexualität als besonders private und sensible Angelegenheit für Frauen im Allgemeinen gilt? Oder liegt es daran, dass es keine wirkliche Forschung gibt, die untersucht hat, ob und wie Frauen mit ADHS spezifische Herausforderungen in Bezug auf ihre Sexualität und intimen Beziehungen erleben?

Wir haben jedoch Grund zu der Annahme, dass sich die mit ADHS verbundenen Beeinträchtigungen auch auf diesen privaten Bereich unseres Lebens auswirken. Denn viele Probleme von Menschen mit ADHS lassen sich auf die Dysregulation wichtiger Hirnfunktionen zurückführen, und viele Frauen mit dieser Diagnose beschreiben, dass sie gelegentlich Schwierigkeiten haben im Zusammenhang mit ihrer Sexualität, ihrer Libido und ihrer Fähigkeit, Freude am Sex zu empfinden.

Vielleicht ist man von den Bemühungen, sein Leben im Griff zu behalten, so erschöpft, dass einem der Gedanke an Sex wie ein weiteres Hindernis vorkommt? Oder ist es vielleicht diese nagende Unruhe und das Bedürfnis nach Neuem, das es unmöglich macht, bei einem Partner zu bleiben?

Das Belohnungssystem des Gehirns, das unser Verhalten so steuert, dass die Überlebenschancen erhöht werden, ist beim Sexualakt sehr aktiv. Daher hat das Gehirn dafür gesorgt, dass wir beim Sex mit einer wahren Flut von Dopamin belohnt werden. Da wir auch wissen, dass ADHS mit Schwierigkeiten bei der Regulierung des Dopaminspiegels einhergeht und dass Menschen mit ADHS eher zu Problemen bei Verhaltensweisen neigen, die mit Motivation und Belohnung zu tun haben, ist es nicht verwunderlich, dass auch Sex problematisch werden kann. Folglich gilt diese Anfälligkeit nicht nur für Sex, sondern auch für Glücksspiel, Alkohol, Essen und Drogen.

Darüber hinaus kann die Impulsivität, die eines der Hauptmerkmale von ADHS ist, auch ein Hindernis sein, wenn es um Sex und Beziehungen geht. Es ist selten eine besonders gute Idee, einem plötzlichen sexuellen

Impuls zu folgen, wenn man sich bereits in einer hochgeschätzten monogamen Beziehung befindet – zumindest, wenn man hofft, diese zu pflegen und aufrechtzuerhalten, und wenn man die Werte und den Glauben des Partners, dass exklusiver Sex nicht verhandelbar ist, wirklich teilt.

Mit dem richtigen Erklärungsmodell, der richtigen Unterstützung und Selbsterkenntnis ist es jedoch möglich, trotz eines etwas anders verdrahteten Belohnungssystems ein erfülltes und reiches Leben mit ADHS zu führen.

5 Die unsichtbaren Mädchen

Wie bereits erwähnt, ist ADHS eine Störung, die in der Vergangenheit häufiger bei Jungen diagnostiziert wurde. Verschiedenen Studien zufolge kommt auf drei bis sechszehn Jungen ein Mädchen, bei dem ADHS diagnostiziert wird, wobei diese ungleiche Verteilung in der Kindheit und in klinischen Gruppen stärker ausgeprägt ist und sich im Erwachsenenalter ausgleicht. [37]

Für diese Asymmetrie zwischen den Geschlechtern gibt es mehrere Gründe. Bei Mädchen wird häufiger die durch Unaufmerksamkeit geprägte unaufmerksame Form von ADHS, ADS, diagnostiziert. [83] Im Allgemeinen sind die Symptome der Unaufmerksamkeit schwieriger zu erkennen und zu verstehen als die der Hyperaktivität und Impulsivität. Einfach ausgedrückt: Bei Mädchen wird häufiger die Form von ADHS diagnostiziert, die andere nicht stört. Sie hinken hinterher und scheitern in den Beziehungen mit Gleichaltrigen, ohne jemandem außer sich selbst Schwierigkeiten zu bereiten. Außerdem neigen sie dazu, sich selbst für die Folgen dieser Enttäuschungen verantwortlich zu machen. Eltern, Schulen, Jugendkliniken und das Gesundheitssystem übersehen sie daher häufig, was ein schwerwiegendes Paradoxon bei ADHS im Kindesalter verdeutlicht: Bei Mädchen wird seltener ADHS diagnostiziert, obwohl sie genauso anfällig für die negativen Folgen sind. [10] [37] [51]

Es stimmt nicht, dass alle Jungen und Männer mit ADHS übermäßig aktiv, widerständig, aggressiv und störend sind und dass alle Mädchen und Frauen mit ADHS ihre Kämpfe nach innen richten. Bei Mädchen und Frauen können viele Anzeichen von Hyperaktivität und Impulsivität beobachtet werden, wenn wir wissen, worauf wir achten müssen. Die Symptome von Hyperaktivität und Impulsivität bei Frauen, wie z. B. die Folgen emotionaler Dysregulation, Selbstverletzung oder sexuelle Risikobereitschaft, werden jedoch häufig auf andere Erkrankungen (z. B. Borderline-Persönlichkeitsstörung) zurückgeführt oder durch soziale oder umweltbedingte Faktoren erklärt (z. B. ungünstige Erziehung, negativer Einfluss durch Gleichaltrige oder Traumata). Wenn Mädchen Symptome von Hyperaktivität und Impulsivität zeigen, wird dies leider oft als Trotz und Externalisierung bezeichnet. Die gleichen Verhaltensweisen bei Jungen werden jedoch eher als »typische ADHS-Symptome« interpretiert. [119]

In Studien, in denen Lehrkräften hypothetische Beschreibungen von Kindern mit bestimmten Problemen vorgelegt wurden, empfahlen sie häufiger Unterstützung, Anpassungen und Behandlung für Kinder mit Jungennamen oder männlichen Pronomen. Dies war auch dann der Fall, wenn die verwendeten Fallbeispiele bis auf das vorgeschlagene Geschlecht des Kindes identisch waren. [92] [103] Leider scheint diese geschlechtsspezifische Voreingenommenheit, Jungen wahrzunehmen und sich um sie zu kümmern, auch für Eltern zu gelten, die die Beeinträchtigung und den Schweregrad der hyperaktiven und impulsiven Symptome ihrer Töchter im Vergleich zu denen ihrer Söhne häufiger unterschätzen. [82] Auch hier scheinen wir dazu zu neigen, die Probleme von Mädchen auf verschiedene Arten von traumatischen Lebensereignissen zurückzuführen, während problematische Verhaltensweisen von Jungen auf medizinische oder genetische Faktoren zurückgeführt werden. Eltern scheinen jedoch besser in der Lage zu sein, ein Problem zu erkennen, als Lehrkräfte. Forscher vermuten, dass dies darauf zurückzuführen sein könnte, dass Eltern ihre eigenen Töchter eher mit gleichaltrigen Mädchen vergleichen, während Lehrkräfte solche Vergleiche mit Jungen in derselben Klasse anstellen. [36] [89]

Ein weiterer Grund dafür, dass wir Mädchen mit ADHS übersehen, ist die Tatsache, dass sie häufig eine psychiatrische Begleiterkrankung in

Form von internalisierenden Störungen wie Angst, Depression, Zwangsstörung und kompensatorischen Strategien wie Perfektionismus aufweisen, was dazu führt, dass eher andere psychiatrische Diagnosen als ADHS in Erwägung gezogen werden. Mädchen und heranwachsende Frauen mit ADHS haben mit sozialen, beziehungsbezogenen und psychosexuellen Problemen zu kämpfen. Sie sind häufig emotional instabil und haben Schwierigkeiten, ihr Energieniveau zu regulieren, was die Entwicklung nachhaltiger und gesunder Bewältigungsstrategien behindert. Ihre Lebensqualität und ihr Selbstwertgefühl werden durch Probleme beim Umgang mit und bei der Pflege von Beziehungen zu Gleichaltrigen oft dramatisch beeinträchtigt, was ihnen den Zugang zu positiven sozialen Netzwerken und die Unterstützung durch Gleichaltrige erschwert. [10] [50] [83]

Mit jedem Jahr, das ein Mädchen ohne die richtige Diagnose verbringt, steigt das Risiko, dass es schwerwiegendere Probleme entwickelt, wenn es endlich zur Untersuchung und Behandlung kommt. Leider erhalten Mädchen, selbst wenn bei ihnen ADHS diagnostiziert wurde, im Vergleich zu gleichaltrigen Jungen mit dieser Diagnose weniger Unterstützung und Behandlung. Untersuchungen zeigen, dass Jungen eher eine psychiatrische Diagnose als Erklärung für ihre Schwierigkeiten erhalten, während dieselben Symptome bei Mädchen seltener die Kriterien einer Diagnose erfüllen, die Voraussetzung für eine Behandlung ist. Folglich erhalten Jungen häufiger als Mädchen sowohl eine medizinische Behandlung als auch eine Beratung. [26] [36]

Die Hürden für die Erkennung der Erkrankung sowie die Verzögerung der Diagnose sind bei Mädchen und Frauen immer noch sehr real. Dank engagierter Forscher und Ärzte ändern sich die Dinge jedoch langsam und es werden wichtige Fortschritte hin zu einem besseren Verständnis für die besonderen Herausforderungen für Mädchen und Frauen mit ADHS gemacht.

Selbstwertgefühl und Beziehungen

Der Mensch ist ein soziales Wesen – in welchem Ausmaß, ist jedoch von Mensch zu Mensch sehr unterschiedlich. Die meisten von uns werden mit angeborenen und rudimentären sozialen Fähigkeiten geboren, die unser unmittelbares Überleben sichern. In der Kindheit entwickeln wir allmählich fortgeschrittenere soziale Kompetenzen und verfeinern sie im Jugend- und frühen Erwachsenenalter. Wenn wir älter werden, werden unsere sozialen Fähigkeiten immer wichtiger für unsere Entwicklung zu unabhängigen Erwachsenen. Wir müssen immer mehr Dinge ohne die Unterstützung unserer Bezugspersonen bewältigen und uns an die Anforderungen der gegenwärtigen und zukünftigen Umstände anpassen. Die gegenseitige (erfolgreiche) Interaktion mit Gleichaltrigen und Erwachsenen hilft uns, das Selbstwertgefühl und das Selbstbild zu erwerben, das wir brauchen, um von anderen akzeptiert zu werden und mit ihnen zusammenzuleben.

Viele Mädchen und Frauen mit ADHS zeichnen ein düsteres Bild von ihrer Lebensqualität und psychischen Gesundheit. [113] Sie berichten, dass sie sich anders fühlen, und schämen sich mehr für sich selbst und ihre Probleme als Jungen mit ADHS. Sie erleben mehr Stress und Kontrollverlust in ihrem Leben als andere Mädchen in ihrem Alter. [99] [100] Diese Erfahrungen mit Stress, geringem Selbstwertgefühl und sozialen Beeinträchtigungen begleiten die Mädchen ein Leben lang und wirken sich auch auf ihre Beziehungen im Erwachsenenalter aus. [1]

Leider bestätigt die Forschung ihre düsteren Zukunftsaussichten. Es hat sich herausgestellt, dass das »ADHS-Verhalten« von Mädchen weniger toleriert und häufiger von anderen kritisiert wird als das von Jungen. Viele Mädchen mit ADHS berichten, dass sie sich zunehmend entfremdet, anders und nirgends zugehörig fühlen. [94] [96]

Für Frauen mit ADHS ist es auch schwieriger, ihr soziales Netzwerk und ihre zwischenmenschlichen Beziehungen zu pflegen. Sie haben weniger Freundschaften, da sie dazu neigen, in heftigere Situationen, Streitereien und Konflikte zu geraten. Leider sind sie auch bei Erwachsenen weniger beliebt und werden eher gemobbt und ausgegrenzt als Mädchen ohne ADHS. [63] Angesichts dieser Tatsache überrascht es nicht, dass Mädchen mit ADHS auch oft damit rechnen, sowohl von Erwachsenen als auch von Gleichaltrigen weniger gut aufgenommen zu werden als Mädchen ohne ADHS.

In der Folge berichten viele Mädchen und Frauen mit ADHS von einem ständig sinkenden Selbstwertgefühl, ja sogar von Selbstverachtung, die aus dem Gefühl resultiert, nicht dazuzugehören. Viele wünschen sich verzweifelt, sie könnten sich anders verhalten. Nach allem, was wir über die angeborenen Schwierigkeiten bei ADHS wissen, ist es nur logisch, dass die Diagnose negative Auswirkungen auf Beziehungen und das schulische und berufliche Umfeld haben kann. Da es bei ADHS oft schwierig ist, Informationen in der nötigen Geschwindigkeit aufzunehmen und zu verarbeiten, können soziale Situationen eine große Herausforderung darstellen.

Längsschnitt- und Beobachtungsstudien mit Mädchen mit ADHS zeigen, dass Mädchen im Teenageralter mit ausgeprägter Unaufmerksamkeit eher zu Hause bei ihren Eltern bleiben und keine Freunde haben. [65] [95] Das ist mehr als nur ungerecht und traurig. Darüber hinaus kann es sowohl in der Gegenwart als auch in der Zukunft für diejenigen schädlich sein, die ausgeschlossen werden und nicht in der Lage sind, Freundschaften zu pflegen, nach denen sie sich sehnen.

O. und die Akzeptanz des Andersseins

Viele Mädchen und Frauen mit ADHS beschreiben das Gefühl, zu einer Minderheit zu gehören, die nicht in diese Welt passt. Eine Kollegin erzählte mir von ihrer heute 17-jährigen Tochter, O.

Bei O. wurde ADS diagnostiziert, als sie 16 Jahre alt war, und sie hatte viele Jahre lang sowohl in der Schule als auch mit Freundschaften zu kämpfen. Während ihres gesamten Lebens hatte sie immer wieder mit Angstzuständen, Selbstzweifeln, Depressionen und Schlafstörungen zu kämpfen.

Als Kind war O. ein ungewöhnlich ruhiges und passives kleines Mädchen, und ihre Familie machte sich Sorgen. Ihre Mutter, meine Kollegin, wandte sich an einen Neurologen, um zu erfahren, ob ihre Tochter möglicherweise an Epilepsie mit Absence-Anfällen litt. Dies kann durch ein Elektroenzephalogramm (EEG) diagnostiziert oder ausgeschlossen werden, eine Technik zur Aufzeichnung der elektrischen Aktivität des Gehirns über Elektroden, die am Schädel angebracht werden. Nach einer Überweisung und einigen Monaten Wartezeit war es an der Zeit für die Untersuchung. Ihre Mutter bereitete die kleine O. sorgfältig vor: »Sie werden Aufkleber und Drähte an deinem Kopf anbringen, und du musst ganz still sitzen, aber es wird nicht wehtun. So können wir sehen, ob mit deinem Gehirn etwas nicht stimmt oder ob es anders ist.« O. verhielt sich vorbildlich.

Ein paar Wochen später kamen die Ergebnisse mit der Post. EEG: Keine Anomalien gefunden. Meine Kollegin holte O. von der Vorschule ab und sagte auf dem Heimweg im Auto: »Weißt du noch, als wir dir Drähte an den Kopf geklebt haben, um dein Gehirn zu untersuchen? Da war alles normal. Dein Gehirn ist völlig normal.«

Sie hatte nicht erwartet, dass O. sich so lebhaft an die Untersuchung erinnern würde, vor allem, da das Mädchen nicht zu reagieren oder grundsätzlich viel von ihrer Umgebung wahrzunehmen schien. Daher war sie auf die Reaktion ihrer Tochter nicht vorbereitet: »Was? Das kann nicht wahr sein!«

O., bei der nach neun schwierigen Jahren ADHS, vor allem des unaufmerksamen Typs (ADS), diagnostiziert wurde, wusste bereits im Alter von fünf Jahren, dass etwas in ihrem Gehirn anders war. Das folgende Zitat von O. im Alter von fünf Jahren ist eine der frühesten und reinsten mir bekannten Beschreibungen, die die Erfahrung eines Lebens mit ADHS und dem Gefühl, anders zu sein, veranschaulicht: »Nein, ich bin nicht wie andere Menschen. Aber das ist in Ordnung, ich habe es die ganze Zeit gewusst. Ich bin anders und habe kein Problem damit.«

Die Erwartungen

Gibt es ungeschriebene soziale und kulturelle Gesetze für das, was es bedeutet, eine Frau zu sein? Wahrscheinlich. Haben diese Auswirkungen auf Menschen, die mit ADHS leben? Höchstwahrscheinlich.

»Ich bin die klügste dumme Person, die ich kenne. Ich bin eines dieser chaotischen Mädchen mit unordentlicher Handtasche.« [60]

Das Zitat stammt von einer erwachsenen Frau mit ADHS, die sich selbst als das Mädchen beschreibt, dessen Handtasche immer ein totales Durcheinander ist – eine Tatsache, die mittlerweile nicht mehr überraschen sollte. Wenn man bedenkt, dass ADHS Schwierigkeiten bei der Organisation und Strukturierung des Lebens mit sich bringt, kann man von einer Frau mit ADHS wohl kaum eine geordnete Handtasche erwarten. Mit dieser Annahme ist jedoch eine wichtigere Frage verbunden: Gehen wir unbewusst auch davon aus, dass Frauen mit aufgeräumten Handtaschen standardmäßig gewissenhafter, intelligenter und kompetenter sind? Ist eine aufgeräumte Handtasche ein indirektes Zeichen für akademische Leistungen, Beliebtheit und persönliche Integrität? Wie gut kennen wir unsere Vorurteile wirklich? Vielleicht geben wir es ungern zu, aber lassen wir vielleicht zu, dass ein Merkmal, das wir missbilligen, unsere Wahrnehmung anderer, davon unabhängiger Merkmale beeinflusst?

Ob wir es uns eingestehen wollen oder nicht, wir tun es tatsächlich oft. Das Phänomen hat sogar einen eigenen Namen: Halo-Effekt. Für viele Mädchen und Frauen, die mit ADHS leben, bedeutet das ein ständig schwankendes Selbstwertgefühl, mit dem sie nur schwer zurechtkommen. Von klein auf versuchen sie, ihre angeborenen Beeinträchtigungen zu verbergen, damit andere keine ungünstigen Rückschlüsse auf sie und ihre Persönlichkeit ziehen.

Viele Mädchen und Frauen mit ADHS geben an, dass sie große Anstrengungen unternehmen, um ihre Probleme zu verstecken und zu kompensieren. Sie überkompensieren und verfallen in extreme Verhaltensmuster, um sich anzupassen. Dieser tägliche Kampf, um die innere Aufruhr zu verbergen, kann zu übertriebenem Perfektionismus, Angstzuständen, sozialen Ängsten, Essstörungen oder schädlichem Alkohol- und Drogenkonsum führen. Aus Angst, die Kontrolle über ihre Emotionen und ihr Energieniveau zu verlieren, kennen sie kaum eine andere Möglichkeit zu funktionieren. Viele verwenden unendlich viel Zeit und Aufmerksamkeit auf den Versuch, auf einem grundlegenden Niveau zu funktionieren.

Wenn jemand ständig darum kämpft, ein drohendes inneres Chaos zu verhindern, kann es ihm unerträglich schwerfallen, Details unfertig oder unvollständig zu lassen. Andere sehen oft nur die dysfunktionalen Bewältigungsstrategien, das übermäßig Organisierte, das Unflexible oder das Perfektionistische an der Sache. Da sie nicht erkennen, dass es Mängel sind, die dazu führen, dass ein Mädchen so hart zu sich selbst und zu anderen ist, versuchen sie oft, sie dazu zu bringen, sich zu entspannen und ihre Ansprüche zu senken. Einfach ein bisschen lockerer zu leben und nicht immer so ein »braves Mädchen« zu sein. Sicherlich ist das nicht der beste Rat für jemanden, der darum kämpft, die einfachsten Dinge am Laufen zu halten.

Wie erkennen wir ADHS bei Mädchen frühzeitig?

Um die besonderen Herausforderungen zu verstehen, mit denen Mädchen mit ADHS konfrontiert sind, müssen wir die Faktoren berücksichtigen, die bei Mädchen und Frauen implizit vorhanden sein können, darunter natürliche Hormonschwankungen, Reaktionen auf Traumata, Familiendynamik, Selbstwertgefühl, kultureller Kontext und soziale Erwartungen. Wie bereits beschrieben, scheinen ADHS-Symptome bei Mädchen für andere schwieriger zu erkennen und zu interpretieren zu sein als bei Jungen. Dies ist zum Teil wahrscheinlich darauf zurückzuführen, dass wir dazu neigen, unsere Interpretation der Verhaltensweisen und Probleme von Mädchen und Jungen mit einem kulturellen und sozialen Filter zu versehen. Es hängt aber auch oft damit zusammen, dass Mädchen einfallsreichere Strategien für den Umgang mit ihren Beeinträchtigungen finden und dass sie mehr als Jungen dazu neigen, ihre Emotionen nach innen zu richten.

Was müssen wir also wissen, um ADHS bei Mädchen und Frauen früher zu erkennen, zu diagnostizieren Jahre des Kampfes zu verhindern?

Andere Symptomausprägungen

Die unaufmerksame Form von ADHS (ADS) wird häufiger bei Mädchen diagnostiziert. Bei Frauen wird die Diagnose vielleicht später gestellt, aber das bedeutet nicht, dass sie unsichtbar sind. Sie und ihre Eltern suchen oft frühzeitig Hilfe, aber nicht wegen ADHS, sondern wegen anderer psychiatrischer Probleme wie Angstzustände, Depressionen, selbstverletzenden Verhaltens, Abhängigkeit oder Essstörungen. Ihre ADHS-Symptome lassen sich nur erkennen, wenn wir über ihre Komorbiditäten hinausblicken und fundierte Fragen stellen, um die Strategien zu entlarven, mit denen sie die Folgen von Hyperaktivität, Impulsivität und Unaufmerksamkeit verbergen.

Komorbidität

Ängste und Depressionen sind häufige Gründe dafür, dass Frauen Hilfe und Unterstützung suchen. Wenn evidenzbasierte Maßnahmen, die normalerweise wirksam sind, um Ängste und Depressionen zu lindern, nicht greifen, ist es logisch, eine zugrundeliegende neuroentwicklungsbedingte Anfälligkeit wie ADHS in Betracht zu ziehen.

In der heutigen Gesellschaft messen wir dem Aussehen, dem Körperbau und der Leistung eine große Bedeutung und einen hohen Status bei. ADHS verursacht Schwierigkeiten, Verhaltensweisen zu kontrollieren und zu zügeln, die das Erreichen vieler dieser wünschenswerten Eigenschaften gefährden. Wenn sie zum Beispiel Probleme haben, ihren Appetit zu zügeln, haben viele Mädchen schon in jungen Jahren mit ihrem Gewicht und ihren Essgewohnheiten zu kämpfen. Einige neigen zu gelegentlichen Essanfällen und selbst auferlegtem Hungern, während andere ihre Ernährung durch Anorexie einschränken, um nicht die Kontrolle zu verlieren.

Der Zusammenhang zwischen ADHS und verschiedenen Essstörungen ist in der Forschungsliteratur beschrieben und deckt sich gut mit den Aussagen vieler Frauen mit ADHS.

Einige Mädchen mit ADHS haben in ihrem Leben ein Trauma oder Missbrauch erlebt. Die Symptome nach Traumata überschneiden sich häufig mit denen von ADHS und schließen sich nicht gegenseitig aus. Die komplexe und ungerechte Wahrheit ist, dass Mädchen und Frauen speziell *aufgrund* ihrer ADHS anfälliger für Risikosituationen sind, die zu Traumata führen. Außerdem sind sie verglichen mit Gleichaltrigen ohne ADHS mit ähnlichen traumatischen Erlebnissen aufgrund ihrer ADHS anfälliger für negative Reaktionen in Folge von Traumata, wie für die Entwicklung einer Posttraumatischen Belastungsstörung (PTBS). Dennoch werden viele Frauen mit nicht diagnostizierter ADHS mit der falschen Interpretation ihrer Symptome konfrontiert, dass diese lediglich Folgen früherer traumatischer Ereignisse seien.

Erwartungen an die Geschlechterrolle

Egal was wir davon halten: Es werden unterschiedliche strukturelle soziale Erwartungen an die Geschlechter gestellt. Dies beeinflusst, wie wir Verhalten interpretieren. Viele scheinen das zurückhaltende, schüchterne Verhalten von Mädchen eher zu akzeptieren und einen Sohn, der Regeln bricht, eher zu tolerieren als eine Tochter mit demselben Verhalten.

Soziale Beeinträchtigungen, die mit einer externalisierenden Ausprägung von ADHS einhergehen, sind für weibliche Jugendliche beschämender als für männliche. Die Gesellschaft erwartet von Mädchen, dass sie sich gut benehmen, gefügig und unauffällig sind und sich den Erwachsenen unterordnen. In der Literatur wird dies als Teil einer »weiblichen Sozialisierung« beschrieben. Es ist leicht zu verstehen, dass eine solche »Weiblichkeit«, wenn sie Teil unserer sozialen Strukturen ist, nicht zu den ADHS-Symptomen Impulsivität, Unruhe, Ungeduld, geringe Frustrationstoleranz, verbale Impulsivität und Schwierigkeiten mit Pünktlichkeit und schulischen Leistungen passt.

Vielleicht ist dasselbe externalisierende Verhalten besser mit der anerkannten Vorstellung davon vereinbar, wie sich Jungen gemäß den männlichen Normen der Gesellschaft verhalten. Wird dasselbe Verhalten bei Frauen mit ADHS beobachtet, gilt es als unbeholfen und wild und führt zu »sozialen Verstößen« in der Schule, zu Hause, unter Freunden und am Arbeitsplatz.

ADHS wirkt sich häufig negativ auf das Selbstvertrauen und das Selbstbild von Mädchen und Frauen in Bezug auf die Normen und Werte der Gesellschaft aus. Nie wirklich dazuzugehören, kann erhebliches Leid verursachen.

Wenn andere Familienmitglieder ADHS haben

Es ist erwiesen, dass ADHS durch genetische Faktoren beeinflusst wird, und man geht davon aus, dass bis zu 80 Prozent des Risikos für beide Geschlechter auf die Vererbbarkeit zurückzuführen sind. [112] Wenn also bei einem Familienmitglied ADHS diagnostiziert wird oder es Symptome aufweist, besteht ein höheres Risiko, dass auch andere Familienmitglieder betroffen sind, unabhängig vom Geschlecht der Person und selbst wenn sich die Symptome bei Männern und Frauen unterschiedlich äußern.

Konflikte und unentschuldigtes Fehlen in der Schule

Wir neigen immer noch dazu, die schulischen Schwierigkeiten von Mädchen mit psychosozialen Erklärungen zu verbinden. Bei Jungen, die die gleichen Probleme haben, denken wir oft zuerst an ADHS. Wenn Mädchen nicht in der Lage sind, sich den Anforderungen und Erwartungen der Schule anzupassen, sollten wir daher ADHS in Betracht ziehen.

Externalisierendes und risikofreudiges Verhalten

Auch wenn ADHS bei Mädchen eine stille Beeinträchtigung sein kann, beschreiben viele von ihnen ein Muster dramatischer und unbeständiger Beziehungen, insbesondere ab dem Teenageralter.

Familien mit Töchtern mit ADHS berichten von häufigen und kräftezehrenden Konflikten zu Hause, auch wenn sich das Mädchen in der

Schule oder mit Gleichaltrigen oft zusammenreißen kann. Wenn Mädchen mit ADHS heranwachsen, setzen sie sich mehr Risiken aus als nicht betroffene Gleichaltrige. Viele von ihnen experimentieren früh mit Sex und Drogen. Untersuchungen zeigen, dass jugendliche Mädchen und junge Frauen mit ADHS in deutlich höherem Maße Alkohol und illegale Drogen konsumieren und sexuelle Risiken eingehen als gleichaltrige Frauen ohne ADHS. [53] In der Folge besteht für sie ein hohes Risiko für sexuell übertragbare Krankheiten und ungeplante Schwangerschaften. [119] Wenn wir auf diese risikofreudigen Mädchen treffen, müssen wir daher an ADHS denken.

Starke Reaktionen auf hormonelle Schwankungen

Wie bereits beschrieben, schwankt der Östrogenspiegel von Frauen während des Menstruationszyklus stark und beeinflusst viele verschiedene Gehirnprozesse und -funktionen. Vieles ist noch unbekannt, aber es gibt bereits Forschungsergebnisse, die die Hypothese einer Wechselwirkung zwischen Östrogen und Dopamin unterstützen, die sich möglicherweise während des gesamten Menstruationszyklus auf ADHS auswirkt. [98] Wenn Frauen eine Verschlimmerung der negativen Folgen von emotionaler Dysregulation oder dysfunktionalen Bewältigungsstrategien im Zusammenhang mit hormonellen Schwankungen (z. B. schwere Formen von PMS/PMDS) beschreiben, sollten wir daher ADHS in Betracht ziehen.

Was passiert mit den Mädchen, die wir übersehen?

Was also riskieren wir – oder besser gesagt diese Mädchen, Frauen und ihre Familien –, wenn wir ihre ADHS-Symptome und Beeinträchtigungen weiterhin übersehen?

Kurzfristig sagen uns sowohl die Forschung als auch die Erfahrung, was viele ADHS-Mädchen und -Frauen und ihre Angehörigen schon seit langem berichten. Nämlich, dass diese Mädchen ohne das richtige Erklärungsmodell und angemessene Anpassungen in Zukunft mit akademischem Versagen, gescheiterten Beziehungen, psychischen und physischen Komorbiditäten und geringem Selbstwertgefühl zu kämpfen haben werden. Leider endet die düstere Geschichte selten dort, und ADHS im Kindes- und Jugendalter wirft auch auf die Zukunft dieser Mädchen einen langen, dunklen Schatten. [119]

Die sich entwickelnde Persönlichkeit und das Selbstbild von Mädchen werden durch ständige Misserfolge in der Kindheit und Jugend unweigerlich geschädigt. Insbesondere Frauen mit ADHS erleben im Laufe ihres Lebens weiterhin starken lebensstilbedingten Stress und haben das Gefühl, keinen Einfluss auf ihre Situation nehmen zu können.

6 Die Emotionen

ADHS ist keine psychische Erkrankung, und Menschen mit ADHS leben in der Realität und nehmen sie genauso wahr wie jeder andere auch. Nicht in der Lage zu sein, einen Gefühlsausbruch zu unterdrücken, um dann Minuten oder Stunden später die Frustration und Erschöpfung der anderen – und die eigene – zu ertragen, führt oft zu einem wiederkehrenden Teufelskreis aus Ausbrüchen und Entschuldigungen.

Auch wenn Schwierigkeiten in der Regulierung und Anpassung von Emotionen nicht zu den diagnostischen Kriterien für ADHS gehören, ist dies ein Problem, das seit Jahrzehnten in der Literatur beschrieben wird. Tatsächlich berichten uns viele Mädchen und Frauen mit ADHS, dass ihre emotionale Dysregulation eine der Hauptprobleme in ihrem Leben ist.

Ein Kapitel über Emotionen hat in einem Buch über ADHS jenseits der Diagnosekriterien selbstverständlich seinen Platz – nicht nur, weil Emotionen für uns lebenswichtig sind, sondern auch, weil sie lange Zeit von den Diagnosekriterien *ausgeschlossen* wurden. Dies steht in krassem Widerspruch zu den Berichten all der Mädchen und Frauen, die mit ADHS leben und die häufig sagen, dass es genau diese Schwierigkeiten sind, die ihnen die größten Rückschläge und Sorgen im Leben bereitet haben.

Ein Wechselbad der Gefühle ist im Leben mit ADHS eher die Regel als die Ausnahme. Dies ist nicht nur bei Frauen mit ADHS der Fall, aber es ist ein häufiger Grund, aus dem Mädchen und Frauen Hilfe und Behandlung suchen. Wie im nächsten Kapitel über Komorbiditäten (Begleiterkrankungen) ausführlicher beschrieben wird, ist ADHS-bedingte emotionale

Instabilität nicht dasselbe wie eine bipolare Störung oder eine Borderline-Störung (emotional instabile Persönlichkeitsstörung). Diese Diagnosen können sich jedoch überschneiden und mit ADHS koexistieren.

Viele Mädchen und Frauen mit ADHS geben an, dass sie es anstelle ihrer inneren emotionalen Turbulenzen vorziehen würden, überhaupt keine Emotionen zu empfinden. Angesichts des Leidens, das mit Schwierigkeiten bei der Regulierung von Emotionen einhergeht, ist dies leicht zu verstehen.

Unsere Emotionen sind Boten wichtiger Informationen, die uns auf der primitivsten Ebene helfen, Entscheidungen zu treffen, die unsere Überlebenschancen verbessern. Wir begegnen einer unbekannten Gefahr, empfinden Angst und ziehen uns zurück. Wir werden bedroht oder angegriffen, empfinden Wut und verteidigen uns. Wir sehen etwas Aufregendes und Neues, sind neugierig und nähern uns ihm. Wir riechen verdorbene Lebensmittel, empfinden Ekel und lehnen sie ab. Und so weiter.

Aber unsere Emotionen sind oft nicht so eindeutig, und sie sind auch nichts, was wir entweder haben oder nicht haben. Hinzu kommt, dass manche Menschen intensiver empfinden oder besser mit angemessenem emotionalem Verhalten umgehen und es zeitlich einordnen können als andere.

Viele Mädchen und Frauen mit ADHS geben an, dass es ihnen schwerfällt, ihre Emotionen zu verstehen, zu zügeln oder zu tolerieren, und dass sie sich oft so verhalten, dass sie anschließend Gewissensbisse haben oder sich schämen. Ein Großteil des Lebens mit ADHS besteht darin, dass man sich selbst anhand seines Gefühlsregisters kennenlernt, versucht, Situationen vorherzusehen, in denen man normalerweise in eine schwierige Lage gerät, und neue, konstruktivere Wege findet, mit seinen Gefühlen und deren Konsequenzen umzugehen.

Ablehnungsempfindliche Dysphorie

Man kann wohl mit Sicherheit sagen, dass niemand gerne auf seine Fehler und Misserfolge hingewiesen wird und dass soziale Ablehnung und öffentliche Kritik mit Scham und Verlegenheit verbunden sind. Aber ein Leben mit ADHS bedeutet oft auch, dass andere die eigenen Absichten missverstehen und falsch interpretieren. Was von neurotypischen Menschen als sanfte Ermahnung oder konstruktives Feedback empfunden wird, kann dann als schmerzhafte Erinnerung oder ungerechte Kritik an einer ungerechten Realität wahrgenommen werden. Wenn die Schwierigkeiten bei der Regulierung emotionaler Reaktionen der Grund für die Beeinträchtigung sind, ist es noch einfacher zu verstehen, warum so viele Frauen mit ADHS unerträgliches Leiden und Angst vor vermeintlicher oder tatsächlicher Ablehnung beschreiben. Ablehnungsempfindliche Dysphorie (Rejection-sensitive dysphoria, RSD) wird allgemein als eine intensive und schmerzhafte, kurzlebige Emotion beschrieben, die durch eine tatsächliche oder wahrgenommene Erfahrung von Ablehnung, Kritik oder Sticheleien ausgelöst wird. RSD kann für die betroffene Person ebenso schwer zu verstehen und zu bewältigen sein wie für die Menschen in ihrem Umfeld, mit denen sie zu tun hat. Viele schämen sich nach einem plötzlichen Gefühlsausbruch oder beginnen, soziale Situationen zu meiden, in denen sie versagen oder kritisiert werden könnten. Viele beschreiben auch, wie sich ihr ohnehin schon geringes Selbstwertgefühl allmählich verschlechtert, sodass sie ständig über Situationen grübeln, in denen sie sich angegriffen, kritisiert oder vorgeführt gefühlt haben, und wie sich negative Erwartungen negativ auf ihre Beziehungen auswirken.

E. und die emotionale Kälte

Als Teenager merkte E., dass sie ihren Instinkten nicht trauen konnte. Ihre Gefühle waren so stark, ihr Leben und ihre Beziehungen immer so intensiv und dramatisch. Während andere in der Lage waren, ihre Emotionen zu regulieren, stürzte E. immer wieder in emotionalen Aufruhr.

Ihr wurde oft gesagt, sie solle aufhören, so eine »Drama-Queen« zu sein und anderen Leuten den Raum zu nehmen. Erschwerend kam hinzu, dass ihre Gefühle innerhalb eines Herzschlags umschlagen konnten, sodass sie nie ganz sicher sein konnte, wie sie sich am nächsten Tag oder sogar in der nächsten Stunde fühlen würde. Sie musste ständig Dinge absagen, die sie und ihre Freunde geplant hatten.

Schon bald rechneten ihre Freunde nicht mehr damit, dass sie auftauchte oder sich mit ihnen treffen wollte. Ratschläge wie »Höre auf dein Bauchgefühl« oder »Tu einfach, was sich im Moment richtig anfühlt« verfehlten ihr Ziel völlig. E. hatte das Gefühl, dass sie kein Bauchgefühl hatte, oder vielmehr, dass sie tausende, oft miteinander konkurrierende Bauchgefühle hatte.

E. verabschiedete sich von dem Gedanken, dass Emotionen ihr Ding seien. Auf ihre Gefühle zu hören, war ein Luxus, den sie sich einfach nicht leisten konnte. Jahrelang folgte E. einem Ideal, das sie durch die Beobachtung von Menschen in ihrer Umgebung, die erfolgreich und glücklich zu sein schienen, geschaffen hatte. Sie entwickelte ein System dafür, wann sie essen, trainieren und lernen sollte. Aktivitäten, die mit sozialen Situationen verbunden waren, waren riskant und weniger angenehm, sodass sie keinen Platz in ihrem Alltagsleben hatten.

Für ihre Familie und ihre Freunde schien es, als sei E. endlich aus ihrem emotionalen Durcheinander herausgewachsen und habe ihr Leben in den Griff bekommen. Doch E. fühlte sich zunehmend einsam und leer.

Erst als E. wegen ihrer chronischen Depression Hilfe suchte und sich einer ADHS-Untersuchung unterzog, begann sie, mit ihren Gefühlen richtig umzugehen. Nachdem sie entdeckt hatte, dass ADHS nicht nur die Regulierung ihrer Aufmerksamkeit, sondern auch das Verständnis und die Kontrolle ihrer Emotionen erschwerte, konnte E. nach und nach ihr reiches Innenleben erkunden.

Heute achtet E. darauf, ihre Emotionen wahrzunehmen und zu identifizieren, bevor sie entscheidet, wie sie auf sie reagiert. Sie hat ein System entwickelt, um Gefühle und emotionale Erfahrungen zu »markieren« und deren Stärke und Intensität nach ihrem Körperempfinden auszurichten. Auf diese Weise hat sie nach und nach ihr Bauchgefühl entwickelt, das ihre Freunde, wie sie sagt, scheinbar kostenlos bekommen haben.

Dank ihrer verbesserten und effektiveren Emotionsregulierung sind auch E.s Selbstwertgefühl und Selbstvertrauen aufgeblüht, sodass sie jetzt das Gefühl hat, ein erfülltes, reiches Leben im Einklang mit ihrer ADHS zu führen.

R. und die rastlose Müdigkeit

Auch wenn starke Emotionen Mädchen und Frauen mit ADHS oft in Schwierigkeiten bringen, ist die Unfähigkeit, Langeweile zu ertragen, für die meisten das größte Problem.

»Ich habe eine Phobie vor Langeweile«, sagt R. Sie würde fast alles tun, um sich das Gefühl der Unruhe und Leere zu ersparen, das sie überkommt, wenn nicht ständig etwas ihre Aufmerksamkeit erregt.

»Ich habe so viel unnötiges Chaos und Konflikte verursacht, nur weil ich es nicht ertrage, allein und gelangweilt zu sein. Das ist so unfair, denn ich muss mich wirklich ausruhen, aber ich schaffe es einfach nicht.«

R. sorgt dafür, dass sie immer mit irgendetwas beschäftigt ist und ihr Gehirn und ihren Körper tagsüber mit Sport und Arbeit ermüdet, damit sie abends ins Bett fällt. Diese Strategie hatte sich bis vor Kurzem bewährt, als sie sich durch die vielen körperlichen Aktivitäten Verletzungen zuzog, die auf wiederholte Belastungen zurückzuführen waren. R. ist erst Anfang vierzig, und obwohl sie sowohl körperlich als auch geistig so erschöpft ist, findet sie keine Ruhe, um sich zu entspannen. Sie hat keinen anderen Weg gefunden, als sich bis zur Erschöpfung zu verausgaben.

Nach der zweiten krankheitsbedingten Abwesenheit wegen Burnout wurde sie untersucht und es wurde ADHS diagnostiziert. Das hat ihr geholfen, sich selbst besser zu verstehen und neue Maßnahmen zu entwickeln, um Ruhe und Entspannung zu finden.

R., die bereits zahlreiche Entspannungstechniken wie Achtsamkeit und Yoga ausprobiert hatte, fand ein besseres Verständnis für ihre angeborenen ADHS-Schwierigkeiten, als sie an einem

Behandlungsprogramm zur Stress- und Emotionsregulierung teilnahm. Danach war sie in der Lage, geduldiger und respektvoller mit sich selbst umzugehen. Oder wie es R. mit ihrer skurrilen Selbstironie ausdrückte: »Wenn mir jemand anderes gesagt hätte, ich solle eine Viertelstunde lang auf eine Rosine starren, ohne mir gleichzeitig mitzuteilen, dass das für uns mit ADHS um Lichtjahre schwieriger ist, hätte ich ihm die verdammte Rosine in den Rachen geschoben.«

Abgesehen von der Rosinenmeditation machten auch ihre Medikamente einen großen Unterschied. Das Behandlungsprogramm für Burnout war an ADHS angepasst und trug dazu bei, dass sie dieses Mal tatsächlich von der Behandlung profitierte.

Die Scham und das Geheimnis des Lebens

Viele Mädchen und Frauen mit ADHS sagen, dass sie sich von klein auf anders, manchmal sogar von anderen entfremdet gefühlt haben. Für viele ist diese Erkenntnis ein Lebensgeheimnis, das auf keinen Fall nach außen dringen darf. Keiner darf wissen, dass sie unzulänglich sind.

Der Schutz dieses Geheimnisses wird zu einer Tortur, von der sie keine Ruhe finden. Diese herzzerreißende Erfahrung des Versuchs, eine geheime Schwachstelle zu schützen, ist oft eng mit Schamgefühlen verbunden, die bei vielen zu Erschöpfung, Verzweiflung und Burnout führen.

Scham ist eine unserer grundlegenden Emotionen, die uns davon abhalten kann, Dinge zu sagen und zu tun, bei denen wir Gefahr laufen, ausgegrenzt zu werden. Es gibt subtile, aber deutliche Unterschiede zwischen Schuld und Scham. Schuld ist ein Gefühl, das wir empfinden, wenn wir etwas falsch gemacht haben. Es ist schmerzhaft, aber wir können es beseitigen, indem wir eine Form der Bestrafung vornehmen oder den Schaden, den wir verursacht haben, wiedergutmachen.

Scham hingegen wird damit in Verbindung gebracht, dass unser inneres Selbst unzulänglich ist. Dieses Gefühl, abweichend oder fehlerhaft zu sein, ist also eng mit unserem Wert als Mensch und unserer eigenen

Existenz verbunden. Scham kann auf der Vorstellung beruhen, dass wir unwürdig sind oder nicht in eine Gruppe passen, dass wir uns unorthodox verhalten oder denken, oder dass wir einfach falsch sind. Wenn man Scham auf diese Weise versteht, ist es leicht zu begreifen, warum das Geheimnis des Andersseins, das so viele Menschen mit ADHS erleben, um jeden Preis verborgen bleiben muss.

Oft ist es nicht das tatsächliche Erleben von Scham, das wir bei anderen beobachten, sondern eher die Strategien und Verhaltensweisen, die sie anwenden, um schmerzhafte Schamgefühle loszuwerden.

Vielleicht ist die Erleichterung, die viele Mädchen und Frauen empfinden, wenn sie ihre ADHS-Diagnose erhalten, darauf zurückzuführen, dass sie eine stichhaltige Erklärung für ihre Probleme erhalten, die direkt mit einigen der wichtigsten Funktionen des Gehirns in Zusammenhang stehen. Die Einsicht, damit nicht allein zu sein, ist oft auch eine Erleichterung, die es vielen ermöglicht, zu sich zu stehen und Zärtlichkeit für sich zu empfinden sowie ein Gefühl des Stolzes, es trotz eines lebenslangen Kampfes doch noch geschafft zu haben.

Das Leben mit ADHS hat viele direkte Folgen, die Schuld- und Schamgefühle auslösen können.

H. und die Haushaltsfinanzen

»Mein Mann und ich haben eine sehr gleichberechtigte Beziehung, den gleichen akademischen Bildungsstand und ungefähr das gleiche Einkommen. Wir teilen uns die meisten Kosten, aber aus praktischen Gründen haben wir beschlossen, dass ich mich um die normalen alltäglichen Haushaltsausgaben kümmere, während mein Mann jeden Monat so ziemlich den gleichen Betrag für unsere Hypotheken und Versicherungen ausgibt.

Das Problem ist, dass ich noch nie gut mit Geld umgehen konnte. Sobald Geld auf meinem Konto eingeht, spüre ich, wie es fast brennt, und ich verspüre einen starken Drang, Dinge zu kaufen. Und damit meine ich nicht nur Dinge für mich selbst. Ich kaufe ständig Spielzeug für unsere Kinder und Dinge für meinen Mann, und ich liebe es, Geld auszugeben und ihre Gesichter zu sehen, wenn ich mit der einen oder anderen neuen Überraschung nach Hause komme.

Ich kaufe auch viel online ein, wenn mir langweilig ist. Das ist selten eine gute Idee, aber aus irgendeinem Grund kann ich es einfach nicht lassen. Ich bin oft in Situationen geraten, in denen mir das Geld vor Monatsende ausgegangen ist. Normalerweise konnte ich mir Geld von meinen Eltern und Geschwistern leihen, aber in den letzten Monaten habe ich ein paar Kleinkredite aufgenommen, und die sind wirklich teuer. Bis vor Kurzem konnte ich es vor meinem Mann verbergen, aber es kam ans Licht, als ich kein Geld für Schuhe und Unterwäsche für die Kinder hatte.

Auf der einen Seite schäme ich mich so sehr, aber auf der anderen Seite ist es eine große Erleichterung, nicht mehr lügen zu müssen. Um nie wieder in eine so erniedrigende Situation zu geraten, haben mein Mann und ich vereinbart, die Rollen zu tauschen. Mit einer automatischen monatlichen Überweisung für unsere Fixkosten, die von meinem Konto abgebucht wird, sobald ich mein Gehalt erhalte, gefährden wir nicht länger die Finanzen der Familie und die Lebensqualität unserer Kinder. Wir haben auch festgestellt, dass es für meinen Mann viel einfacher ist, die Haushaltsführung und die Haushaltskosten zu planen und zu organisieren.«

7 Begleiterkrankungen – Das Leben ist nicht fair

Ein Leben mit ADHS bedeutet für viele Betroffene eine lebenslange Anfälligkeit für psychische und physische Begleiterkrankungen (Komorbidität). Tatsächlich hat die Mehrheit der Kinder mit ADHS, unabhängig vom Geschlecht, zusätzlich zu ihrer ADHS mit anderen psychiatrischen Diagnosen oder Erkrankungen zu kämpfen. [39] Auch bei Erwachsenen mit ADHS ist Komorbidität eher die Regel als die Ausnahme, und etwa 80 Prozent haben neben ihrer ADHS mindestens eine weitere psychiatrische Diagnose. [87]

Ein Großteil der Komorbidität – oder anderer psychiatrischer Erkrankungen – im Zusammenhang mit ADHS kann auf eine Kombination aus einer zugrundeliegenden biologischen Anfälligkeit (genetische Faktoren) und den Auswirkungen der Diagnose auf die persönlichen und situativen Umstände zurückgeführt werden. Auch wenn Schamgefühle keine direkte Ursache für Depressionen und Angstzustände sind, kann man sich leicht vorstellen, dass sie nicht helfen, wenn jemand bereits biologisch für diese Erkrankungen prädisponiert ist.

ADHS ist keine Erkrankung, den wir einfach erkennen und dann heilen können. Bei Komorbiditäten kann das jedoch der Fall sein. Das ist einer der Gründe dafür, dass eine gründliche ADHS-Untersuchung immer auch eine angemessene differenzialdiagnostische Perspektive beinhalten sollte. Durch eine ganzheitliche Betrachtung können wir bei jeder Person für die richtigen Vorkehrungen, Unterstützungen und Behandlungen sorgen.

Komorbidität im Laufe des Lebens

Die Wahrscheinlichkeit, dass Mädchen und Frauen mit diagnostizierter oder nicht diagnostizierter ADHS irgendwann im Laufe ihres Lebens Unterstützung durch medizinische und psychiatrische Dienste benötigen, ist hoch. Vielleicht haben sie schon mindestens einmal an die Tür ihrer örtlichen Klinik geklopft, als sie das Gefühl hatten, den Halt zu verlieren. Vielleicht brauchten sie jemanden zum Reden, jemanden, der ihnen hilft zu verstehen, warum ihr Gehirn sich einfach weigert, zu gehorchen und das zu tun, was für sie am besten ist.

Andere bei Problemen um Hilfe zu bitten, kann mit Scham behaftet sein. Sich selbst und anderen gegenüber einzugestehen, dass man psychiatrische Hilfe benötigt, ist meist nichts, womit man sich brüstet. Es scheint, als ob Diagnosen und Störungen, für die es keine eindeutige oder einfache Ursache gibt – die sich bei jedem Menschen anders äußern können und mit Schwierigkeiten bei der Regulierung von Emotionen und Verhaltensweisen verbunden sind –, in der Regel verharmlost und stigmatisiert werden. ADHS ist eine solche Diagnose.

Viele Mädchen und Frauen mit ADHS bezeugen dies und berichten, dass sie sich von anderen, selbst von medizinischen Einrichtungen, abgelehnt, falsch behandelt und nicht ernst genommen fühlen.

ADHS, Angstzustände und Affektive Störungen

Angstzustände und Depressionen sind die häufigsten psychiatrischen Diagnosen bei Frauen im Allgemeinen, und bei Mädchen und Frauen mit ADHS ist das Risiko, diese Störungen zu entwickeln, besonders hoch. Tatsächlich haben sie im Laufe ihres Lebens ein bis zu zehnmal höheres Risiko, an Angstzuständen, Affektiven Störungen und bipolarer Störung zu erkranken, als Gleichaltrige ohne ADHS, wobei das Risiko im Jugendalter am größten ist. [11] [75]

Es kommt häufig vor, dass Frauen wegen allgemeiner Ängste, Depressionen, Stimmungsschwankungen und Lethargie unzählige Male professionelle Hilfe in Anspruch genommen haben, bevor sie zu einer ADHS-Untersuchung überwiesen werden und eine Diagnose erhalten. Unabhängig davon, ob ihre Ängste und Depressionen auf eine unerkannte ADHS zurückzuführen sind oder nicht, erhöhen diese Symptome die Wahrscheinlichkeit, dass eine Diagnose übersehen wird. [84] [95]

Es sind natürlich nicht alle Ängste und Depressionen, Stimmungsschwankungen und Gefühlsausbrüche bei Mädchen und Frauen auf eine nicht erkannte ADHS zurückzuführen. Primäre Angststörungen und Affektive Störungen wie eine (schwere) Depression oder eine bipolare Störung sprechen jedoch oft gut auf eine evidenzbasierte Behandlung mit kognitiver Verhaltenstherapie (KVT) und/oder antidepressiven oder stimmungsstabilisierenden Medikamenten an. Wenn jedoch die allgemeine Angst und die emotionale Dysregulation besser mit der weiblichen Ausprägung von Hyperaktivität und Impulsivität zu erklären sind, besteht ein ernsthaftes Risiko, dass diese Methoden versagen. Und wenn es sich nicht um Depressionen, sondern um die allgegenwärtige Erschöpfung und Antriebslosigkeit handelt, von der viele Mädchen mit ADHS in der Pubertät betroffen sind, haben Antidepressiva und die kognitive Verhaltenstherapie oft nur eine sehr geringe Wirkung, wenn die ADHS nicht ebenfalls behandelt wird.

Leider wird bei vielen Mädchen und Frauen ADHS immer noch nicht oder falsch diagnostiziert und sie erhalten zu wenig oder die falsche Behandlung. Studien an US-amerikanischen Kindern mit ADHS zeigen, dass Mädchen mit ADHS dreimal häufiger vor ihrer ADHS-Diagnose Antidepressiva verschrieben bekommen als gleichaltrige Jungen. [96] Diese traurige Realität spiegelt sich auch in der Tatsache wider, dass nur halb so viele Mädchen wie Jungen nach einer korrekten Diagnose tatsächlich behandelt werden, was unnötiges Leid und ebenso unnötige Kosten für die Gesellschaft verursacht. [15]

M. und die große Dunkelheit

M. ist heute eine Frau mittleren Alters. Sie hat eine Familie und viele würden sie wahrscheinlich als selbstbewusste Person mit einer erfolgreichen Karriere beschreiben. Aber das war nicht immer so. Und es ist auch nicht das, was M. von sich selbst zu halten pflegt.

M. erzählt mir, dass sie schon immer ein ängstlicher Typ gewesen ist, eine Behauptung, die in starkem Kontrast zu dem Bild der mutigen und aufgeschlossenen Frau steht, das andere sehen. Als Kind hatte sie Angst vor der Dunkelheit und lag nachts manchmal wach, weil sie befürchtete, dass ihre Eltern sich scheiden lassen könnten oder dass sie oder ihre Geschwister sie verlassen oder sterben würden. Existenzielle Gedanken kreisten durch in ihrem Kopf, vor allem nachts oder wenn sie nicht mit anderen Dingen beschäftigt war.

Als Mädchen lernte sie, dass es sinnlos war, über die großen Fragen zu sprechen, die sie nachts beschäftigten. Niemand konnte sie ihr beantworten und niemand schien das Ausmaß ihrer Ängste zu verstehen. Im Teenageralter wurden die Dinge für M. wirklich schwierig. Ihre Grübeleien über Leben und Tod und ihre Angst vor der Dunkelheit hatten etwas nachgelassen, um von einer alles verzehrenden Müdigkeit abgelöst zu werden, die M. »die große Dunkelheit« nennt.

»Es gab Zeiten, da lag ich einfach nur da und konnte mich nicht einmal aus dem Bett schleppen. Es war zu viel für mich, nur meinen Arm zu heben, um mein Haar zu bürsten. Ich hatte keinen Anlasser, keine Zündkerze. Ich hatte keine Energie, irgendetwas zu tun.«

Als M. ein Teenager war, ging sie einmal pro Woche zu einer netten, wohlmeinenden älteren Dame und besprach mit ihr die Ursachen ihrer Müdigkeit. Es stellte sich bald heraus, dass M. wahrscheinlich an einer schweren Depression litt. Sie war ein so freundliches, gutmütiges junges Mädchen gewesen. Was konnte dazu geführt haben, diesen ernsten Zustand auszulösen?

M. und die Therapeutin suchten in ihrer Kindheit nach Erklärungen. Wofür stand diese Angst bei ihr? Wie war ihre Beziehung zu ihren Eltern? M. hatte weder ihrer Mutter noch ihrem Vater besonders nahegestanden, aber sie hatte sie auch nie als ungewöhnlich schlechte Eltern angesehen. Im Laufe der Jahre hatten M. und die Therapeutin jedoch ein verworrenes, schmerzhaftes Bild ihrer Beziehung zu ihnen herausgearbeitet. Hatte M. vielleicht nie wirklich das Gefühl gehabt, dass ihre Eltern sie akzeptierten und sie so schätzten, wie sie war?

Waren sie nicht ungewöhnlich stark mit ihren eigenen Karrieren beschäftigt gewesen? Warum hatte sie niemand bei ihren existenziellen Sorgen getröstet? Und als sie als Teenager und junge Erwachsene versuchte, ihren eigenen Weg im Leben zu finden, waren sie da nicht übermäßig beschützend gewesen und hatten M. daran gehindert, eine unabhängige Person zu werden?

Nach ein paar Jahren Therapie brach M. den Kontakt zu ihren Eltern ab. Diese waren fassungslos. Hatten sie völlig blind und fehlgeleitet gehandelt? Sie hatten gedacht, sie hätten M. trotz ihrer Schwierigkeiten dabei geholfen, ihre Unabhängigkeit zu entdecken. Hatten sie ihre tagträumerische Tochter auf den falschen Weg gebracht, als sie versuchten, sie in ihrem Studium und in ihren Beziehungen zu unterstützen? Sie waren am Boden zerstört und ihr über Jahre hinweg entfremdet.

»Jetzt, da ich Mutter eines kleinen Mädchens geworden bin, das mir so ähnlich ist, frage ich mich, ob es wirklich Mama und Papa waren, die den Absturz in meiner Jugendzeit verursacht haben. Ich kann nicht anders, als zu denken, dass ich großes Glück hatte, dass ich in meinen chaotischen Teenagerjahren so viel Unterstützung von ihnen bekam. Sie haben sich damals sehr in mein Leben eingemischt, was schwierig war, als meine Freunde so viel

unabhängiger waren. Aber ich denke oft, dass ich trotz der großen Dunkelheit alles richtig gemacht habe. Vielleicht ist das zumindest teilweise darauf zurückzuführen, dass meine Eltern mich nie ganz losgelassen haben.«

Heute hat M. die große Dunkelheit unter Kontrolle. Sie nennt sie immer noch so, obwohl sie seit ihrer ADHS-Diagnose weiß, dass es immer um die Schwierigkeiten ging, die sie hatte, ihr Energieniveau zu kontrollieren. In Zeiten, in denen äußere Strukturen keine Hilfe bieten, etwa wenn sie auf Reisen oder im Urlaub ist, spürt sie immer noch, dass die große Dunkelheit hinter der nächsten Ecke lauert.

Heute besteht der Unterschied darin, dass sie weiß, dass sie ihre Müdigkeit nicht dadurch in den Griff bekommen kann, dass sie sich mehr ausruht. Vielmehr muss sie sich eine eigene innere, einfühlsame Mutter sein, die die kleine M. an der Hand nimmt und sie sanft auffordert, aus dem Bett aufzustehen. Dieselbe innere Stimme, die sich oft zu Wort meldet und sanft flüstert: »Genug jetzt, Schatz; hör auf zu arbeiten, iss etwas und geh ins Bett. Morgen ist auch noch einen Tag.«

ADHS oder Borderline-Persönlichkeitsstörung?

Wie wir jetzt erfahren haben, beschreiben Frauen mit ADHS häufig intensive Gefühle und schnelle Stimmungsschwankungen. Wie bereits erwähnt, ist die emotionale Dysregulation jedoch nicht in den formalen Diagnosekriterien für ADHS enthalten. Manchmal werden aber andere Diagnosen, wie die Borderline-Persönlichkeitsstörung, in der differenzialdiagnostischen Diskussion bei einer ADHS-Bewertung berücksichtigt. Es gibt häufige Überschneidungen zwischen den beiden unterschiedlichen Störungen – beide Störungen können bei ein und derselben Person auftreten, und die Forschung zeigt, dass sie gemeinsame genetische Risikofaktoren aufweisen. [68] [76] Das sollte uns eigentlich nicht überraschen, da wir wissen, dass an der Regulierung von Emotionen, Stimmung und Aufmerksamkeit weitgehend dieselben oder eng miteinander verbundene Gehirnnetzwerke beteiligt sind. [91] [101]

Man kann sich daher leicht vorstellen, wie schwierig es sein kann, zwischen den beiden Erkrankungen zu unterscheiden. Bei den meisten Mädchen und Frauen entwickeln sich Borderline-Symptome zu Beginn der Pubertät, während ADHS bereits in der Kindheit beginnt. Frauen mit einer Borderline-Persönlichkeitsstörung haben auch mit ihrer eigenen Identität zu kämpfen und sind unsicher darüber, wie sie selbst und andere sie sehen. Intensive, dramatische und instabile Beziehungen und eine extreme Angst vor dem Verlassenwerden sind zentrale Merkmale der Borderline-Persönlichkeitsstörung, da die Gefühle für andere schnell von extremer Nähe zu völliger Ablehnung wechseln. In der Tat neigen viele Facetten des Lebens dazu, sich schnell, impulsiv und dramatisch zwischen den Extremen zu verändern. Die Welt ständig nur als gut oder nur als schlecht zu betrachten und die Interessen und Grundwerte schnell zu ändern, ist für die Betroffenen oft ebenso anstrengend und beängstigend wie für die Menschen, die ihnen nahestehen. Viele Menschen mit einer Borderline-Persönlichkeitsstörung beschreiben ein alles verzehrendes und chronisches Gefühl der inneren Leere, und einige kämpfen sogar mit selbstverletzendem Verhalten und wiederkehrenden Selbstmordgedanken.

Während Menschen mit einer Borderline-Persönlichkeitsstörung in vielerlei Hinsicht extremere Symptome und eine stärkere Beeinträchtigung der emotionalen Dysregulation beschreiben, ist es offensichtlich, dass beide Störungen unterschiedliche biologische Ursachen haben, die die Fähigkeit zur Regulierung einiger unserer grundlegendsten Funktionen und Verhaltensweisen betreffen. Wichtig ist, dass sowohl ADHS als auch die Borderline-Persönlichkeitsstörung sehr wenig mit Moral, Werten, Talent oder Willenskraft zu tun haben. Eine junge Frau, die sowohl an ADHS als auch an einer Borderline-Persönlichkeitsstörung leidet, drückte es so aus: »Wenn man Sie in ein Auto setzen würde, bei dem das Gaspedal und die Bremsen nicht richtig eingestellt sind, was glauben Sie, wie leicht es Ihnen fallen würde, dieses Auto zu fahren?«

Emotionale Instabilität mit abrupten Schwankungen zwischen Hoffnung und Verzweiflung sind für andere beunruhigend, verwirrend und anstrengend. Auch wenn die extremen Stimmungsschwankungen nicht zu den ADHS-Diagnosekriterien gehören, ist es eher die Regel als die Ausnahme, dass Mädchen und Frauen genau diese Probleme als einen der hinderlichsten Aspekte ihrer Störung identifizieren.

ADHS und die Borderline-Persönlichkeitsstörung haben das Gefühl der inneren Leere und Entfremdung sowie Schwierigkeiten bei der Definition einer eigenen Identität gemeinsam. Vielleicht führt das Aufwachsen mit dem Gefühl des Andersseins, ohne zu verstehen, warum, und das ständige Abwerten von Gefühlen und Emotionen dieser Personen dazu?

ADHS oder Autismus?

Bei der neuropsychologischen Untersuchung auf ADHS sollte das Team auch berücksichtigen, ob jemand Symptome zeigt, die nicht direkt auf ADHS zurückgeführt werden können. Wenn dies der Fall ist, muss das Team den Umfang dieser Symptome bestimmen und prüfen, ob sie eher im Rahmen einer anderen Diagnose verstanden werden können. Häufig muss auch geprüft werden, ob Merkmale aus dem Autismus-Spektrum hervorgehoben werden müssen, um das individuelle Bild zu vervollständigen.

Nach dem früheren Diagnoseleitfaden DSM-IV konnten ADHS und Autismus nicht bei ein und derselben Person diagnostiziert werden. Es ist jedoch sowohl den Patienten als auch den Ärzten seit langem klar, dass dies nicht zutrifft. Realistischer ist, dass etwa 30 Prozent der Mädchen und Frauen mit ADHS in unterschiedlichem Ausmaß auch Merkmale aus dem Autismus-Spektrum aufweisen. [38] [67] Jemand aus dem Autismus-Spektrum hat typischerweise Schwierigkeiten, das Sozialverhalten anderer Menschen zu interpretieren und sich so auszudrücken, dass andere verstehen, was er meint, fühlt und braucht. Aber auch verschiedene Ausprägungen von Hyperaktivität und Unaufmerksamkeit – Probleme, die im Mittelpunkt von ADHS stehen – können zu alltäglichen Schwierigkeiten führen, die gemeinhin autistischen Zügen zugeschrieben werden. In der Tat verursacht ADHS häufig Probleme im Umgang mit anderen. Wenn man zum Beispiel mit schwerer Unaufmerksamkeit zu kämpfen hat, ist es nicht verwunderlich, dass man wichtige soziale Signale übersieht und deshalb unangemessene Dinge sagt oder tut. Und wenn Tagträumerei und ständiges gedankliches Umherschweifen die Aufmerksamkeit von laufenden Gesprächen oder Anweisungen anderer ablenken, wird man sich wahrscheinlich oft dumm vorkommen oder vielleicht sogar gehänselt werden, weil man nicht mithalten kann. Das ist natürlich für jeden frustrierend und unangenehm, aber besonders für Mädchen, die von Menschen umgeben sind, die von ihnen mehr soziale Fähigkeiten erwarten als von ihren männlichen Altersgenossen. Viele Mädchen und Frauen mit ADHS geben zu, dass sie sich durch das Gefühl, sozial zu versagen und in sozialen Kontexten »falsch« zu sein, unwohl fühlen und sich zurückziehen. Sie beschreiben, dass sie sich nach gesellschaftlichen Zusammenkünften »völlig erschöpft« fühlen, selbst wenn sie mit Menschen zusammen sind, die sie mögen, und dass sie oft Zeit für sich selbst brauchen, um »aufzutanken«.

Schwierigkeiten bei der Emotionsregulierung sind bei ADHS und im Autismus-Spektrum weit verbreitet und können soziale Situationen und die Interaktion mit anderen erschweren. Starke, intensive Gefühle fordern ihren Tribut, sowohl bei der Person, die sie erlebt, als auch bei den Menschen, die sie empfangen.

Darüber hinaus kann die Vorliebe für Rituale und Routinen – die von anderen oft als starres, unflexibles Verhalten, wie es im Autismus-Spektrum üblich ist, interpretiert wird – auch das Ergebnis von Unaufmerksamkeit und Impulsivität sein. Vielleicht haben Sie erkannt, dass Sie Ihrem Bauchgefühl und Ihren Impulsen nicht trauen können, und Ihnen wird klar, dass Planung, Organisation und Priorisierung für Sie nicht selbstverständlich sind? Die Strategie, dann zu überkompensieren und starre Regeln und Routinen für die meisten Dinge im Leben zu schaffen, kann dann eine vernünftige Anpassung sein.

Stress und das Meiden sozialer Situationen können also auch die Folgen von ADHS und nicht von Autismus sein. Wenn man jedoch bereits eine entwicklungsneurologische Diagnose wie ADHS hat, ist die Wahrscheinlichkeit größer, dass man auch andere psychische Diagnosen hat.

Soziale Ängste, Zwangsstörung oder Generalisierte Angststörung?

Bei vielen Jugendlichen und jungen Erwachsenen, die eine ADHS-Untersuchung wünschen, wurde zuvor eine soziale Angst- oder eine Generalisierte Angststörung (GAD) diagnostiziert. Für einige sind diese Diagnosen die besten Erklärungsmodelle, während für andere eine zugrundeliegende ADHS ein besseres Erklärungsmodell und ein besserer Ansatzpunkt sein könnte.

Wie oben beschrieben, stellen soziale Situationen hohe Anforderungen an unsere exekutive Aufmerksamkeit. Viele Gehirnnetzwerke und -prozesse müssen wie ein fein abgestimmtes Orchester unter der Leitung der Frontallappen harmonieren, bevor wir wissen, wie wir uns in sozialen Kontexten verhalten sollen. Tatsächlich muss das gesamte Orchester im Einklang spielen, damit wir eine soziale Symphonie aufführen können, ohne andere zu verwirren oder in Verlegenheit zu bringen. Wie in so vielen anderen Zusammenhängen, in denen uns das ADHS-Gehirn im Stich lässt, spielt es keine Rolle, wie gut die einzelnen Musiker oder Instrumente spielen, wenn wir sie nicht koordinieren können, um das Stück aufzuführen, das das Publikum von uns erwartet.

Wenn es Ihnen, wie vielen Menschen mit ADHS, schwerfällt, aufmerksam zu bleiben, Ihre Wahrnehmungen zu koordinieren, Ihre Emotionen zu regulieren und Ihre verbale Impulsivität zu zügeln, können Smalltalk und das Zusammensein mit anderen eine ernsthafte Herausforderung darstellen. Die Beunruhigung über die Möglichkeit, es zu vermasseln, oder die unverhältnismäßige Angst, beurteilt oder missverstanden zu werden, kann natürlich auf eine Generalisierte oder soziale Angststörung oder eine Vorstufe davon zurückzuführen sein. Es kann aber auch das Ergebnis einer umsichtigen Strategie sein, die von jemandem angewandt wird, der weiß, dass er ernsthafte Schwierigkeiten hat, während eines Gesprächs aufmerksam zu bleiben, oder der in der Vergangenheit immer wieder soziale Fauxpas begangen hat. Es ist eine vernünftige Strategie, Peinlichkeiten zu vermeiden.

Wenn wir darüber hinaus unserem Autopiloten nicht wirklich vertrauen können, dass er alltägliche Verhaltensweisen, die für die meisten automatisch ablaufen, vollständig koordiniert und ausführt, kann es sein, dass wir mit anhaltenden Ängsten herumlaufen, die denen einer Generalisierten Angststörung nicht unähnlich sind. Sorgen und Ängste vor etwas, das schiefgehen könnte, führen fast immer zu physiologischen Reaktionen wie Muskelverspannungen, steifem Nacken, wiederkehrenden Kopfschmerzen oder Schlafstörungen. Um uns vor diesem quälenden Gefühl der Angst zu schützen, entwickeln wir möglicherweise zwanghafte Züge und Perfektionismus und setzen so einen Kreislauf in Gang, der unsere Lebensqualität und psychische Gesundheit stark beeinträchtigt. [2] Wenn wir jedoch erkennen, dass wir vergesslich sein können, haben wir vielleicht wirklich vergessen, den Stecker des Bügeleisens zu ziehen, den Herd auszuschalten oder die Kerzen auszupusten. In diesem Fall könnten alltägliche Zwangsstörungen-ähnliche Rituale eine kluge Überlebensstrategie sein, zumindest bis wir durch eine ADHS-Diagnose ein differenzierteres Erklärungsmodell haben.

ADHS, Essstörungen und Körperbild

Fragt man Frauen mit ADHS nach ihren Ernährungsgewohnheiten und ihrem Körpergefühl, so geben etwa 10 Prozent zu, dass sie irgendwann in ihrem Leben mit einer Essstörung zu kämpfen hatten. [85] Ein noch größerer Anteil, wahrscheinlich etwas mehr als die Hälfte, gibt außerdem an, dass sie immer noch ständig mit ihrem Körper unzufrieden ist und Essen als Mittel zur Regulierung ihres Energieniveaus und ihrer Emotionen einsetzt. Darüber hinaus ist ADHS bei übergewichtigen Mädchen überrepräsentiert, und die körperlichen Probleme, die mit Übergewicht einhergehen, sind bei Kindern und Erwachsenen mit ADHS häufig anzutreffen. [22] [23] Nach allem, was wir über ADHS wissen, ist das nicht besonders überraschend. ADHS hängt mit Problemen bei der Regulierung des Dopaminspiegels im Gehirn zusammen, der auch an der Regulierung von Hunger und Sättigung beteiligt ist.

Ein Leben mit ADHS bedeutet eine Anfälligkeit für Dopaminauslöser wie Alkohol, Drogen, Sex, Glücksspiel und Shopping. Ein Zusammenhang zwischen ADHS und Essstörungen sowie Übergewicht ist ebenfalls offensichtlich.

Leider sind auch Schlafstörungen bei ADHS eher die Regel als die Ausnahme, und unterbrochener Schlaf kann zu einer Gewichtszunahme führen. Wenn wir gestresst sind und nicht richtig schlafen können, schüttet unser Körper stress- und appetitanregende Hormone wie Cortisol und Leptin aus, um Energie zu speichern. Dies ist ein kluger Überlebensmechanismus, um die körpereigenen Fettreserven zu erhöhen und unsere Überlebenschancen in Zeiten der Unsicherheit oder Gefahr zu verbessern. Da das Leben mit ADHS jedoch von vielen als ein Leben beschrieben wird, in dem Stress und Schlafstörungen die Regel sind, können Schwierigkeiten bei der Regulierung von Hunger, Sättigung und Gewichtserhaltung auftreten.

Die Impulsivität von ADHS macht es vielen schwer, den Verlockungen von Süßigkeiten und kalorienreichen Lebensmitteln zu widerstehen. Auch die Unaufmerksamkeit und die Schwierigkeit, Hunger- und Sättigungsgefühle zu erkennen und zu regulieren, führen zu Problemen bei dem Versuch, eine regelmäßige, gesunde Ernährung einzuhalten. Vielleicht sind Sie eine von vielen ADHS-Betroffenen, die so sehr in Dinge vertieft sind, dass sie vergessen zu essen, um sich dann Stunden später hungrig und lethargisch zu fühlen. Zu diesem Zeitpunkt sehnt sich Ihr Körper nach Kohlenhydraten, Fett, Salz und Süßigkeiten, und zwar schnell und in großen Mengen. In diesem Zustand ist es fast unmöglich, eine ausgewogene Mahlzeit zu planen und zuzubereiten. Stattdessen greift man zu einer Tüte Süßigkeiten, einem Sandwich, Pommes frites, Fast Food oder einem süßen Limonadengetränk. Die Stunden des Fastens werden durch eine Fressattacke mit Kohlenhydraten und Kalorien ersetzt, die meist weit über der empfohlenen Tagesdosis liegen.

Oder sind Sie vielleicht einer von vielen Menschen mit ADHS, die in endlosen Zyklen von Jo-Jo-Diäten gefangen sind, bei denen sich Hungern und übermäßiges Essen abwechseln und auf einen vorübergehenden Gewichtsverlust eine anhaltende Gewichtszunahme folgt? Man könnte meinen, dass Kinder im Teenageralter aus diesem Verhalten herauswachsen, aber viele Frauen mit ADHS schildern, dass sie sich schämen, ihre Essgewohnheiten immer noch nicht unter Kontrolle zu haben.

Wir alle trösten uns ab und zu. Eine Beziehung ist zu Ende, man wird verlassen, also wandert der Löffel in die Eiscremepackung. Ein Freund lässt dich im Stich, also tröstest du dich mit Netflix, Chips und Schokolade.

Viele Frauen haben aufgrund ihrer ADHS Probleme, ihre Emotionen zu verstehen, zu tolerieren und zu kontrollieren. Diese Schwierigkeiten bei der Artikulation und Entladung von Emotionen können auch ein Grund für die »Selbstmedikation« mit Lebensmitteln sein. Schließlich ist Essen legal, und Essen wird oft als weit weniger drastische Maßnahme angesehen als Alkohol oder Drogen. Die Probleme, die übermäßiges Essen verursachen kann, können jedoch genauso schwerwiegend sein.

Man könnte meinen, dass Trauer, Scham oder Wut die häufigsten emotionalen Auslöser für Essanfälle sind. Interessanterweise ist jedoch Langeweile bei Kindern und Erwachsenen mit ADHS die mit Abstand häufigste Ursache für übermäßiges Essen. Nicht selten führt das Gefühl, nicht ausreichend stimuliert zu sein und nicht zu wissen, was man tun soll, zu einem ruhelosen Durchstöbern des Kühlschranks.

Vielleicht gehören Sie zu den vielen Menschen mit ADHS, die schnell essen, das Essen in sich hineinschaufeln, ohne den Geschmack zu genießen, und erst zu spät bemerken, dass sie satt sind? Eine faszinierende Theorie besagt, dass die unterschiedliche Wahrnehmung und die Körpersignale, die bei ADHS häufig beschrieben werden, zu unterschiedlichen Hunger- und Sättigungsempfinden führen. Dieser Theorie zufolge registriert das ADHS-Gehirn die aufgenommene Energiemenge möglicherweise mit einer Verzögerung. Mit anderen Worten: Die Signale dafür, wie viel Nahrung man zu sich genommen hat, erreichen das ADHS-Gehirn langsamer als bei Menschen ohne Diagnose. [59] [70]

Ein Punkt, den ich in diesem Buch immer wieder anspreche, wenn es um all die möglichen Theorien und die verschiedenen negativen Verhaltensweisen und Ergebnisse bei ADHS geht, ist auch für den Zusammenhang zwischen Gewichtszunahme, Essstörungen und ADHS von großer Bedeutung – nämlich, dass ADHS sehr wenig mit der Moral, dem Charakter oder dem schlechten Urteilsvermögen eines Menschen zu tun hat. Vielmehr erschwert das Leben mit ADHS die Regulierung von Gefühlen und Verhaltensweisen, obwohl man weiß, was richtig und gut für einen ist. Hunger und Sättigung sind da keine Ausnahme. Um diese Probleme in den Griff zu bekommen, müssen Sie verstehen, wie Ihr ADHS-Gehirn funktioniert, und nicht nur ein paar gut gemeinte Vorträge über Ernährung hören.

H. und der große Hunger

H. war einst ein glückliches, sorgloses kleines Mädchen. Sie hatte einen großen Appetit und ihre Eltern mussten ihre Mahlzeiten oft einschränken und verlockende Leckereien verstecken. Aber erst im Teenageralter – nach einer abfälligen Bemerkung eines Jungen aus ihrer Klasse – begann H. selbst, ihr Essverhalten als Problem zu betrachten. Sie beschloss, eine Diät zu machen. Diese Strategie war jedoch nicht von Erfolg gekrönt.

Zuerst versuchte sie, das Frühstück auszulassen, aber das machte es ihr nur noch schwerer, sich in der Schule zu konzentrieren. Während sie früher wenigstens bis zum Mittagessen konzentriert bleiben konnte, wurde nun sogar der Unterricht am Vormittag zu einer perfekten Parade von Gedankenwanderungen und Tagträumen. Außerdem war sie mittags so hungrig, dass sie ihr Essen in der Schulkantine hinunterschlang, was den Jungen noch mehr Gelegenheit gab, ihren unersättlichen Appetit zu kommentieren.

Also begann H., auch das Mittagessen in der Schule ausfallen zu lassen; es war mit zu viel Scham und Peinlichkeit verbunden. Ganz zu schweigen vom Sportunterricht. Da sie sich ihres zunehmenden Gewichts bewusst war, wurde jede Minute in der Turnhalle zur Qual für H., die es immer geliebt hatte, sich zu bewegen, zu schwimmen und draußen zu spielen.

Da sie sich beim Essen beobachtet und verurteilt fühlte, kam H. zu dem Schluss, dass die einzige Möglichkeit, ungestört zu essen, darin bestand, sich nach der Schule nach Hause zu schleichen und so viel wie möglich zu verschlingen, bevor ihre Eltern nach Hause kamen. Wenigstens war sie selbst jetzt die einzige Zeugin ihrer Demütigung und Schande.

Im Alter von 14 Jahren sah H. auf YouTube einen Clip über Essstörungen. Nachdem alles, was sie versucht hatte, gescheitert war, dachte sie sich, dass Purging die Lösung sein könnte. Sie begann, das Essen, das sie heimlich gegessen hatte, wieder zu erbrechen. Zunächst verlor sie an Gewicht, aber schon bald stagnierte ihr Gewicht und sie nahm wieder an Gewicht zu. Da wurde ihr klar, dass sie wirklich ein Problem hatte. Das tägliche Erbrechen machte sie schwach und erschöpft, und es vor ihren Eltern und Freunden geheim zu halten, war extrem zeitraubend.

Nach einer Weile merkten ihre Eltern, dass mit H. etwas nicht stimmte. Sie konnte sich nicht mehr aufraffen und ging nicht mehr zur Schule; an manchen Tagen konnte sie kaum aus dem Bett aufstehen. Ihre ganze Welt drehte sich ums Essen, um Heißhungerattacken und um ihre Abneigung gegen ihren eigenen Körper. Zu diesem Zeitpunkt hatte H. ihren Eltern gegenüber ihre Probleme eingestanden und wollte Hilfe. Ihre Eltern nahmen Kontakt zu einer Klinik für Essstörungen auf. Sie besuchte die Klinik einige Jahre lang immer wieder, aber nichts änderte sich wirklich. Es gab zwar Phasen, in denen es ihr gelang, ihren Essimpulsen zu widerstehen, aber das kippte bald in Magersucht um.

»Die Hälfte meiner Kindheit und meine gesamte Jugendzeit waren von meinen Essstörungen geprägt«, sagt H. knapp. Und keine Behandlung half – bis ihre Therapeutin in der Klinik eine ADHS-Bewertung vorschlug. Ihre ADHS-Diagnose erwies sich als das fehlende Puzzlestück und war der Beginn eines tieferen Verständnisses für sich selbst.

H. gibt zu, dass ihr Verhältnis zum Essen immer noch nicht ganz unkompliziert ist, aber sie leidet nicht mehr unter einer Essstörung. Sie kann essen, was sie will, solange sie sich an bestimmte Grenzen hält. Ihre erste und wichtigste Regel ist, immer regelmäßig zu essen. Sie achtet darauf, immer drei Mahlzeiten und drei Zwischenmahlzeiten zu sich zu nehmen, mit einem herzhaften Frühstück am Morgen. Und sie meidet schnelle Kohlenhydrate auf nüchternen Magen, erlaubt sich aber nach einer ausgewogenen Mahlzeit Süßigkeiten und Desserts. Auch mit dem Alkohol geht sie sparsam um, denn sie hat festgestellt, dass er ihren Appetit stei-

gert und die Impulskontrolle schwächt. Wenn sie sich an diese Routine hält, kann sie sich Dinge gönnen, die sie früher in sich hineingestopft hat, und sie hat nicht mehr das Gefühl, dass ihr Leben vom Essen diktiert wird.

Alkohol, Drogen und andere Abhängigkeiten

ADHS ist mit dem Risiko für zahlreiche negative Folgen verbunden, und bei einigen Jugendlichen mit ADHS entwickelt sich die Neigung, mit Tabak, Alkohol und Drogen zu experimentieren, zu schädlichem Konsum und Abhängigkeit. [31]

Die Forschung zeigt, dass ADHS ein Risikofaktor für die Entwicklung einer Abhängigkeit von Alkohol und illegalen Drogen ist. Warum ist das so und was bedeutet das genau? Ist es die Folge von negativer Aufmerksamkeit durch Erwachsene, den falschen Interventionen in der Schule, gescheiterten Freundschaften oder das Ergebnis eines wiederkehrenden Kindheitstraumas? Oder handelt es sich um eine Art Selbstmedikation gegen ADHS-Symptome wie Unruhe und Impulsivität, die das Risiko einer Alkohol- oder Drogenabhängigkeit erhöhen?

Dank zunehmender wissenschaftlicher Literatur können wir mit Sicherheit sagen, dass der Zusammenhang zwischen ADHS und dem riskanten Konsum und der Abhängigkeit von Substanzen weitgehend auf eine gemeinsame genetische Veranlagung zurückzuführen ist. Wie bereits erwähnt, wird ADHS in hohem Maße durch vererbte Faktoren beeinflusst. Dies gilt auch für Störungen des Substanzkonsums. Folglich ist ein starker Zusammenhang zwischen ADHS und Sucht zu erwarten. [105] [106]

Dies bedeutet jedoch nicht, dass alle Menschen mit ADHS alkohol- oder drogenabhängig werden, sondern dass sie wahrscheinlich eine erhöhte Anfälligkeit dafür haben. Wer mit ADHS lebt, sollte besonders vorsichtig mit Substanzen umgehen, die bei jedem zu einer Abhängigkeit oder Substanzmissbrauch führen können.

W. und der Wein

Wenn W. auf ihre Jugendzeit zurückblickt, schaudert es sie. Sie sagt, dass es ihr oft kalt über den Rücken läuft, wenn sie an die unglaublichen Risiken denkt, denen sie sich aussetzte, als sie im Alter von 13 Jahren mit dem Alkoholkonsum begann. Schon bald nach ihren ersten Erfahrungen mit Alkohol verbrachten sie und ihre Freunde viel Zeit mit der Planung von Wochenendpartys. Es war aufregend, Wein und Spirituosen aus den Getränkeschränken der Eltern zu stehlen oder ältere Geschwister dazu zu bringen, sie für sie zu kaufen, und sich clevere Wege auszudenken, um nicht erwischt zu werden. Aber es wurde schnell klar, dass sich W. von ihren Freunden unterschied.

»Es war, als hätte ich nie einen inneren Regler dafür gehabt, wann ich mit dem Trinken aufhören sollte. Die anderen haben schnell aus ihren Fehlern gelernt, aber ich habe mich einfach immer weiter betrunken. Am Anfang lachten meine Freunde meist nur über mich, aber bald empfanden sie mich als Last und es war ihnen unangenehm, wenn sie sich um mich kümmern mussten. Und ich habe so viele dumme Dinge getan, die ich nüchtern nie getan hätte. Hinterher schämte ich mich, aber am nächsten Wochenende tat ich wieder dasselbe. Und am übernächsten, und am überübernächsten. Und es waren auch nicht nur peinliche Dinge. Auch unglaublich leichtsinnige und gefährliche Dinge sind passiert, als ich unter Alkoholeinfluss stand. Ich hatte ungeschützten Sex mit Typen, die ich nicht kannte. Manchmal war ich so besoffen, dass ich nicht mehr wusste, wo ich aufwachte und was passiert war, bevor ich eingeschlafen war. Ich bin betrunken auf einem Moped herumgefahren, und einmal haben wir ein Auto geklaut und es in einen See gefahren.«

Als Erwachsene erscheinen W. solche dummen jugendlichen Übertretungen fern, aber sie hat noch immer nicht den Regler entwickelt, der ihr sagt, wie viel sie trinken kann, ohne die Kontrolle zu verlieren. Ihr wird klar, dass sie wahrscheinlich mit einer größeren Sensibilität für die Auswirkungen von Alkohol geboren wurde, sodass sie heute besser auf sich achtet. »Ich gehe jetzt maßvoller mit Alkohol um, und ich glaube, ich achte mehr auf mich und meine Reaktionen als andere, die keine ADHS haben. Außerdem trinke ich nie, wenn ich nicht im Gleichgewicht bin, auf leeren Magen oder in Situationen, in denen ich die volle Kontrolle haben muss, wie zum Beispiel im beruflichen Kontext.«

W. hat auch darauf geachtet, mit ihren eigenen Kindern über die Neigung zu riskantem Alkoholkonsum zu sprechen, die die Familie geerbt hat. Als Erwachsene erfuhr sie, dass ihre Großeltern mütterlicherseits Alkoholprobleme hatten und dass dies der Grund dafür war, dass ihre eigene Mutter nie Alkohol angerührt hatte.

C. und das Cannabis

Nach Jahren des Drängens und des Drucks von Eltern, Freunden und Partnern suchte C. Hilfe in einer Suchtklinik für junge Erwachsene. Sie war 14 Jahre alt gewesen, als sie zum ersten Mal Marihuana probiert hatte, und sie erinnert sich daran, als wäre es gestern gewesen (eine beachtliche Leistung, denn ihre Erinnerungen an die folgenden zehn Jahre sind weder klar noch erfreulich). Aber für C. war es das erste Mal, dass etwas tatsächlich gegen ihre lebenslangen Schlafstörungen und das ständige Summen der Gedanken in ihrem Kopf half.

Sie hat aufgehört zu zählen, wie oft sie und ihre Eltern in der Kinder- und Jugendpsychiatrie waren, wie viele unwirksame Medikamente und Erklärungen sie bekam, bis sie schließlich mit Cannabis ihre Lösung fand.

»Es war wunderbar. Es wurde ganz still in meinem Kopf und meine Unruhe löste sich einfach auf. Wenn ich rauchte, konnte ich zu einer normalen Zeit einschlafen, und anfangs wurde ich sogar besser in der Schule. Ich legte die Unruhe ab, die den Unterricht so schrecklich machte, und mein Selbstvertrauen stieg. Als Mama und Papa mich in eine Sozialeinrichtung schleppten, war es, als

wollten sie mir das Einzige nehmen, was mir Halt gab, ohne es durch etwas anderes zu ersetzen. Schließlich hatte ich schon alle ihre Behandlungen ausprobiert. Ich wusste bereits, dass es bei mir nicht funktionieren würde.«

C. hat zehn Jahre lang fast täglich Cannabis geraucht. Am Anfang bemerkte sie keinen großen Unterschied zwischen sich und ihren nicht rauchenden Freunden. Später war es ihr egal. Sie unternahm einige gescheiterte Versuche, allein aufzuhören und sich Hilfe zu holen, verlor aber bald die Motivation und kehrte zu ihren alten Methoden zurück, mit Dingen umzugehen.

»Alle wollten helfen, aber niemand verstand das zugrundeliegende Problem. Aber am Ende wurde es selbst für mich offensichtlich, dass es keinen anderen Ausweg gab, als aufzuhören. Meine Freunde hatten ihr Leben weitergelebt, waren von zu Hause ausgezogen, hatten ein Studium begonnen oder einen Job gefunden. Ich schlug mich mit Aushilfsjobs und sinkenden Selbstwertgefühl durch. Das Rauchen half auch nicht mehr viel, und ich war ständig verängstigt und niedergeschlagen. Trotzdem konnte ich nicht aufhören, denn dann müsste ich mich all dem stellen, was ich vermasselt hatte, und all denjenigen, die ich enttäuscht hatte.«

Neben Nikotin und Alkohol ist Cannabis die häufigste Droge, von der Menschen mit ADHS abhängig werden. Viele stellen wie C. fest, dass es anfangs die Symptome von ADHS wirksam lindert. Für C. war das Wissen über ihre ADHS ein wichtiger Teil des Puzzles auf dem Weg zum Ausstieg aus der Sucht. Nachdem sie sich ein Herz gefasst und Hilfe für ihre vermutete ADHS gesucht hatte, hatte sie das Glück, in eine Klinik zu kommen, die sie nicht wegen ihrer Cannabissucht ablehnte; im Gegenteil, man verstand, dass die zugrundeliegende ADHS ein Risikofaktor dafür war, dass es C. so ergangen war. Man nutzte C.s eigene Motivation, sich einer ADHS-Bewertung zu unterziehen, als treibende Kraft, um drogenfrei zu werden, und begannen mit der Bewertung, während sie sich von ihrer Abhängigkeit erholte. Schon allein die Tatsache, dass etwas in Gang gesetzt worden war, war ein starkes und wichtiges Motiv dafür, die Drogenabhängigkeit zu überwinden.

Vielleicht ist nicht nur ADHS daran schuld?

Für manche Frauen mit ADHS ist das größte Problem oder Leiden nicht in erster Linie auf ihre ADHS zurückzuführen. Frühere Lebenserfahrungen und ausgeprägte Komorbiditäten können für viele eine noch größere Verantwortung für ihre Beeinträchtigungen im Alltag tragen, und nur ein Bruchteil ihrer komplexeren Situation kann auf ihre ADHS zurückgeführt werden.

Bei einigen Frauen erklären Persönlichkeitsstörungen, Sucht, destruktive Beziehungen oder unbehandelte Depressionen einen weitaus größeren Teil ihrer aktuellen Beeinträchtigungen als ADHS. Auch hier ist es von zentraler Bedeutung, dass sich die Bewertung und die Interventionen auf eine mögliche ADHS-Diagnose konzentrieren und auch feststellen und beschreiben, wie individuelle psychosoziale Faktoren oder Komorbiditäten zur individuellen Situation beitragen. Die bloße Feststellung, dass jemand ADHS hat oder nicht, hilft ihm nicht, mit anderen Problemen umzugehen, wenn diese nicht beschrieben und bei der Behandlung und Anpassung berücksichtigt werden.

Daher müssen alle Mädchen und Frauen auf der Grundlage ihrer gesamten Symptomatik behandelt werden – pharmakologisch und therapeutisch. Eine alleinige ADHS-Behandlung wird nur selten andere, gleichzeitig bestehende Probleme lösen, wie z. B. einen Substanzmissbrauch oder eine Persönlichkeitsstörung. Diese unterschiedlichen Probleme sollten parallel zur ADHS-Behandlung oder manchmal sogar zuerst behandelt werden.

Ein Leben mit ADHS

Schlechte Exekutivfunktionen, die auf eine unzureichende Kommunikation zwischen den Frontallappen und anderen Gehirnbereichen zurückzuführen sind, verursachen bei Menschen mit ADHS sowohl strukturelle als auch emotionale Probleme. Vielleicht sind Sie eine der vielen Frauen mit ADHS, die aufgrund dieser oft unsichtbaren Beeinträchtigung viel mehr kämpfen müssen als andere, um klarzukommen? Hat sich Ihre ADHS auf praktisch alles in Ihrem Leben ausgewirkt, auch auf Ihre Fähigkeit, selbst die grundlegendsten Routinen und Gewohnheiten zu etablieren und aufrechtzuerhalten? Sie sind nicht allein, und es ist nicht ungewöhnlich, dass Mädchen und Frauen ihr Leben als eine Reihe ständiger Neuanfänge beschreiben, mit dem zunehmenden Gefühl, auf dem falschen Weg zu sein, ohne eine Strategie zu haben, die sie verfolgen können. Viele vermuten auch – wahrscheinlich zu Recht –, dass die Gesellschaft höhere Erwartungen an sie stellt als an ihre männlichen Brüder, Partner oder Kollegen.

N. und die Neustarts

»Ich habe die Nase so voll von mir selbst. Ich kämpfe 24 Stunden am Tag damit, die Dinge irgendwie unter Kontrolle zu halten. Ich lebe mit dem ständigen Gefühl, dass es so nicht weitergehen kann,

dass sich etwas ändern muss, dass etwas fehlt, falsch ist, in Ordnung gebracht werden muss.

Ich habe aufgehört zu zählen, wie oft ich ›ein neues Leben begonnen‹ habe. All diese ständigen Neuanfänge, bei denen ich mich voll ins Zeug lege und allen und jedem stolz verkünde, dass ich den Schlüssel gefunden habe, dass ich die Antwort habe, dass ich die Lösung habe. Nur um ein paar Tage später wieder am Anfang zu stehen. Und dann sitze ich da, die Scham brennt mir auf den Wangen, die Blicke der anderen sagen: ›Ich hab's dir ja gesagt‹, und ich habe ein mulmiges, bedrückendes Gefühl in der Magengrube.

Jeder, der versucht hat, mich zu verstehen und mir zu helfen, sagt dasselbe: ›Du bist so selbstreflektiert, du weißt bereits, was du zu tun hast, du hast solche Fortschritte gemacht.‹ Aber sie irren sich. Ich bin einfach extrem wortgewandt. Ich kann Dinge, Erfahrungen und Erkenntnisse so formulieren, dass andere denken, ich sei meinem Ziel nahe. Aber es ändert sich nie etwas. Jeden Tag trete ich auf dieselben Minen. Die Erkenntnis, dass ich auch dieses Mal den Weg nicht gefunden habe, ist so bedrückend und demütigend. Es ist, als ob ich mir selbst und meinem Instinkt nicht trauen kann. Es ist beängstigend und deprimierend. Ich habe die Nase so voll von mir selbst.«

T. und typische Weiblichkeit

T. war eine Überfliegerin in der Schule. Im Nachhinein glaubt sie, dass das daran lag, dass es ihr so oft gelang, im Zickzackkurs voranzukommen, indem sie vorhersagte, was Freunde, Lehrer und Eltern von ihr erwarteten. Dank ihrer ausgeprägten sozialen und sprachlichen Fähigkeiten tat sie in der Regel, was von ihr erwartet wurde. Bis zu ihrem letzten Jahr in der Oberstufe erhielt sie gute Noten, doch dann wurden die Anforderungen immer höher, und sie musste immer selbstständiger arbeiten. Als sie anfing, hinterherzuhinken, wurde sie auch von etwas heimgesucht, das sie »die große Müdigkeit« nannte.

Nach unzähligen Besuchen bei ihrem Hausarzt, Bluttests und Untersuchungen kam man zu dem Schluss, dass T. wahrscheinlich depressiv war. Man sagte ihr, sie solle nicht so hohe Ansprüche an sich selbst stellen, sie solle sich mehr entspannen und etwas Spaß haben, anstatt sich nur ins Lernen zu vertiefen. T. sagt, dass ihre Depressionsdiagnose für sie nie wirklich einen Sinn ergab. Sie war damals nie depressiv. Jetzt, 25 Jahre später, kann das durchaus sein. Als Erwachsene war sie über längere Zeiträume hinweg klinisch depressiv, wie sie sagt. Aber als Teenager hatten ihre Symptome keine depressive Qualität. Sie fühlte sich eher so, als ob sie völlig ausgelaugt wäre.

Im Nachhinein konnte sie erkennen, dass ihre ADHS-Symptome die ganze Zeit über vorhanden gewesen waren. Sie war noch nie in der Lage gewesen, sich lange zu konzentrieren oder ein Buch von Anfang bis Ende zu lesen. Aber sie fand immer clevere Wege, um das Problem zu umgehen. Im Unterricht blieb sie aufmerksam, indem sie ganz vorne saß, ständig Fragen stellte oder mit Lehrern und Mitschülern redete, lebhafte, künstlerische Notizentechniken entwickelte und mit ihren Händen, Füßen und Haaren herumspielte. Um ihre Konzentrations- und Leseschwierigkeiten auszugleichen, lud sie sich Hörbücher herunter und sah sich Filme und YouTube-Clips an, um keine Informationen zu verpassen, die andere aus der Kursliteratur und den Lehrbüchern erhielten.

In der weiterführenden Schule wurde es schwieriger, aber T. schaffte es, ihre Noten zu verbessern, indem sie sich so viel Mühe wie möglich gab. Allerdings war sie am Ende des Tages so müde, dass sie keine Energie mehr hatte, um sich zum Fußball zu schleppen. Sich mit Freunden zu treffen, kam auch nicht in Frage. Sie verbrachte die Nachmittage, Abende und Wochenenden damit, ihren Akku wieder aufzuladen, damit sie morgens aufstehen konnte, wenn der Kampf wieder von vorne begann. Nur T. wusste wirklich, wie hart sie kämpfte, wie schwierig es war, sich ohne Anlasser, Zündkerze, Treibstoff oder Gaspedal vorwärtszubewegen.

T. suchte zum ersten Mal einen Psychiater auf, als sie im Mutterschaftsurlaub war, sechs Monate nach der Geburt ihres ersten

Kindes, und sich ausgebrannt fühlte. Sie schämte sich sehr, als sie zu erklären versuchte, wie sie sich so schrecklich fühlen konnte, wo doch das Leben am schönsten sein sollte. Sie hatte eine nette kleine Familie, ein Haus mit Garten und den Luxus, sich ein ganzes Jahr Elternzeit mit ihrer Tochter nehmen zu können. Aber unter der Oberfläche war ihr Leben »ein einziges Chaos«.

Sie hatte noch keine Routine in Bezug auf die täglichen Fütterungs- und Schlafbedürfnisse ihrer Tochter entwickelt. Der Schlafmangel und der Stress, die sich ständig ändernden Bedürfnisse ihrer Tochter nicht vorhersehen zu können, trieben sie an den Rand des Wahnsinns. Ihre Familie und ihre Freunde gaben ihr gut gemeinte, aber völlig fehlgeleitete Ratschläge wie: »Stell nicht so hohe Ansprüche an dich selbst«, »Entspanne dich und genieße die ersten Monate mit deinem Baby, du wirst sie nie wieder zurückbekommen«, »Sei nicht so ein Kontrollfreak, niemand erwartet von dir, dass du perfekt bist.«

T. saß einfach nur da und weinte. Dass sie nicht dankbarer für ihr Leben war, erfüllte sie mit Scham und Angst. Sie hatte das Gefühl, dass es besser wäre, wenn es sie nicht gäbe. Gemeinsam mit ihrem Psychiater gelang es ihr allmählich, ihre Situation zu entschlüsseln. Es entstand ein kooperatives Puzzle, bei dem T. die Teile auf den Tisch legte und zusammen mit dem Psychiater versuchte, sie zusammenzufügen. Langsam zeichnete sich ein komplexes Bild von Bewältigungsstrategien für Symptome von Unaufmerksamkeit und mangelnden exekutiven Funktionen ab.

T. hatte immer schon gewusst, dass sie sich nicht den Luxus leisten konnte, darauf zu vertrauen, dass sich alltägliche Dinge von selbst regeln würden, und so hatte sie ihr ganzes Leben damit verbracht, Routinen und Rituale zu schaffen. Ihre Familie und ihre Freunde sahen nicht, wie sehr sie damit zu kämpfen hatte. In den Anfängen ihrer Beziehung mit dem Vater von Baby L. erhielt sie oft kleine, liebevolle Kommentare über ihre Eigenheiten und Routinen; heute führen diese Eigenheiten meist zu Feindseligkeit und Irritation.

T. hatte das Gefühl, dass die Leute sie für unflexibel und egozentrisch hielten, dass sie immer ihren eigenen Willen durchset-

zen musste. Sie war ihr eigener schärfster Kritiker, und sie stimmte ihnen zu. Sie hatte oft regelrechte Nervenzusammenbrüche, wenn die Dinge nicht wie geplant liefen, wenn jemand ihr aufgeräumtes Haus durcheinanderbrachte, wenn L. krank wurde oder neu eingeführte Routinen durchbrochen wurden.

Die ADHS-Diagnose war für T. ein Wendepunkt. Ihr Verhalten wurde für sie nachvollziehbar, und sie konnte allmählich ihre Abwehrmauern abbauen und neue, rationalere Strategien finden. Aber andere sahen oder verstanden den Kampf, den sie geführt hatte, noch immer nicht. Sie gab den Versuch auf, ihre Eltern, L.s Vater und ihre Freunde davon zu überzeugen, dass ihr Gehirne anders funktionierten als das ihre.

Deren Unverständnis machte sie unglücklich und niedergeschlagen. Und manchmal stimmte sie ihnen teilweise zu und fragte sich, ob sie sich die Diagnose vielleicht nur ausgedacht hatte. Vielleicht war sie einfach nur faul und erfand Ausreden für ihr Versagen und ihre Unfähigkeit? Elternsein war doch für alle schwer, oder nicht?

ADHS ist eine ernst zu nehmende Diagnose mit einer guten Prognose.

Sie kann zu erheblichen Beeinträchtigungen und umfangreichen Komorbiditäten (Begleiterkrankungen) führen. Dennoch ist sie für andere oft unsichtbar. Wenn man jedoch versteht, wie ADHS Schwierigkeiten bei der Prioritätensetzung, der Organisation und der Planung täglicher Aktivitäten sowie bei der Aufnahme und Erledigung wichtiger Aufgaben, der Zeiteinschätzung und dem Erinnern an wichtige Termine verursacht, wird es einfacher zu verstehen, wie anstrengend die Mutterschaft mit ADHS sein kann.

In der Tat berichten uns Frauen oft, dass ihre Strategien für den Umgang mit ihren Beeinträchtigungen versagen, wenn sie Mutter werden. Sie waren wirksam, als sie nur an sich selbst denken mussten, aber wenn sich die Gleichung ersten Grades zu einer Gleichung zweiten oder dritten Grades verdichtet, reichen selbst die ausgefeiltesten Strategien nicht mehr aus. Erschwerend kommt hinzu, dass viele Frauen das Gefühl haben, dass es für ein

Kind oder eine Familie nicht besonders gesund ist, sich an die Routinen und Strategien anpassen zu müssen, die sie im Laufe der Jahre für sich selbst entwickelt haben. Aber ohne diese fühlen sie sich oft hilflos in einer Sturmflut, die die Menschen, die sie am meisten lieben, zu ertränken droht.

T. beschrieb eine andere Seite von ADHS, die für Frauen in sozialen Situationen oft eine besondere Herausforderung darstellt. Viele Frauen empfinden ein tiefes Gefühl der Scham, weil sie nicht in der Lage sind, als Frau, Partnerin und Mutter zu funktionieren.

Jegliche Intimität mit dem Vater von Baby L. kam nicht in Frage, sagte T. Sie stritten sich ständig und sie konnte es einfach nicht ertragen, ihm körperlich nahe zu sein, zumal L. ständig Aufmerksamkeit und Nähe brauchte. T. putzte und putzte ihr Zuhause, aber ihre Arbeit schien nie erledigt zu sein. Es war ein schmerzhafter Teufelskreis entstanden, in dem sie mit dem Aufräumen eines Zimmers begann, bei einem anderen Chaos hängen blieb und schließlich das ganze Haus auf den Kopf stellte, ohne auch nur den geringsten Hauch von Ordnung.

T. wollte am liebsten einfach einen Container bestellen, alles hineinwerfen und von vorne anfangen. Auch dies führte zu Konflikten mit dem Vater von L., der sie als unsensibel und egoistisch bezeichnete, weil sie auch seine Sachen wegwerfen wollte.

An manchen Tagen war sie so sehr mit irgendeinem Detail beschäftigt, dass sie vergaß, zu essen und nach ihrem Baby im Kinderwagen zu sehen. Eines Tages kam eine Nachbarin vorbei und sagte ihr verärgert, dass L. schon seit über einer Stunde schreiend im Kinderwagen liege. T. blickte auf ihre CD-Sammlung aus den 1990er-Jahren und schämte sich unter den vorwurfsvollen Augen ihrer Nachbarin. »Was bin ich nur für eine Mutter?«, dachte sie. Als L.s Vater von der Arbeit nach Hause kam, stand sie immer noch da, über ihre CDs gebeugt, und versuchte verzweifelt, sie nach dem Erscheinungsdatum zu ordnen, oder nein, nach dem Interpreten wäre besser, oder nein, nach der Farbe des Covers. Sie hatte gesehen, wie die Leute das mit ihren Büchern machten, was sie direkt dazu veranlasste, bei den Bücherregalen weiterzumachen.

Sensorische Verarbeitung und Wahrnehmung

Gehören Sie zu den vielen Frauen mit ADHS, die vermuten, dass sie körperliche Empfindungen anders wahrnehmen als andere? Vielleicht haben Sie von klein auf gehört: »Nein, das tut doch nicht weh, du übertreibst nur« oder »Weißt du nicht, wann du aufhören musst, es ist nicht normal, sich so zu verausgaben«? Viele Menschen mit ADHS berichten auch, dass sie empfindlich auf Temperatur, Körperkontakt, Magen-Darm-Funktionen, das Gefühl von Kleidung am Körper und Hunger oder Sättigung reagieren.

Es wurde jedoch wenig dazu geforscht, warum das so ist, und es ist nicht viel darüber bekannt, was diese weit verbreiteten Aussagen erklären und bestätigen könnte. Die gleiche Art von abweichenden Körpererfahrungen sind auch bei Menschen aus dem Autismus-Spektrum üblich.

Für Frauen mit ADHS können diese Schwierigkeiten besonders problematisch sein, und zwar nicht so sehr, weil sie sich zwischen Männern und Frauen unterscheiden, sondern aufgrund der gesellschaftlichen Erwartungen – und manchmal auch der Erwartungen der Frauen selbst – an weibliches Verhalten. Die Empfindlichkeit für Körperkontakt, Berührung und Kleidung kann für einen wachsenden, sich verändernden Körper während der Pubertät, der Schwangerschaft und des Stillens eine Herausforderung sein. Das Unbehagen beim Stillen hat oft nichts mit der Liebe oder der Stärke der Bindung zwischen Mutter und Kind zu tun. Es kann jedoch leicht auf diese Weise fehlinterpretiert werden, und die Mutter fühlt sich schuldig und schämt sich, weil sie den intimen Kontakt mit ihrem Baby als belastend und aufdringlich empfindet. Diese Gefühle werden oft durch unwissende oder verurteilende Kommentare anderer verstärkt.

Außerdem stoßen Menschen mit ADHS häufig gegen Möbel, verletzen sich, verschütten Dinge und lassen sie fallen. Sie fühlen sich ungeschickt und unbeholfen. Tatsächlich sind verschiedene Arten von motorischen Beeinträchtigungen bei ADHS häufig, und wie bei so vielem in unserem komplizierten Gehirn ist nicht genau geklärt, was die Ursache für diese

Schwierigkeiten bei der Koordination und der Fein- oder Grobmotorik ist. Es wird vermutet, dass sie mit Gehirnnetzwerken wie dem Kleinhirn und den Basalganglien zusammenhängen (siehe Kapitel »ADHS und das Gehirn«, S. 48).

Aber auch hier sollten wir uns fragen, ob wir von Mädchen und Jungen in diesen Bereichen unterschiedliche Dinge erwarten. Könnte es sein, dass feinmotorische Schwierigkeiten für Mädchen eine besondere Herausforderung darstellen, da sie sich auf alles auswirken, von der Handschrift über die Fähigkeit zu zeichnen und zu basteln bis hin zu Tischmanieren? Sich zu schminken, die Haare zu machen, die Kleidung zurechtzurücken, auf Absätzen zu laufen oder zu tanzen ist vielleicht nicht für alle Frauen erstrebenswert oder wichtig, aber für viele Mädchen und Frauen mit ADHS auch einfach keine Option.

Die Unterstützung durch einen Physio- oder Ergotherapeuten kann diese Situation für viele verbessern. Außerdem können bei einigen Menschen zentrale Stimulanzien sowohl die Koordinations- als auch die Präzisionsprobleme aufgrund von ADHS-bedingten motorischen Problemen bessern.

Schlafstörungen – kurz nach dem Einschlafen wieder aufstehen müssen

Auch wenn sie nicht in den Diagnosekriterien enthalten sind, sind Schlafstörungen bei ADHS sehr häufig. Tatsächlich treten bei acht von zehn Erwachsenen mit ADHS Schlafstörungen irgendeiner Art auf. [117] Vielleicht gehören Sie zu den vielen Frauen mit ADHS, die aufgrund des Gedankenstrudels und schlafraubender Ängste abends nicht zur Ruhe kommen können? Oder sind Sie aufgrund einer Überempfindlichkeit gegenüber Geräuschen, Licht oder dem Gefühl der Bettdecke auf der Haut nicht in der Lage, ausreichend Ruhe zu finden, um einzuschlafen?

Schlechte Schlafqualität oder Schwierigkeiten beim Einschlafen können bei längerer Dauer gesundheitliche Probleme verursachen. Tagesmüdigkeit beeinträchtigt die Arbeitsfähigkeit und erhöht das Risiko von Arbeitsunfällen. Schlafmangel kann auch eine Vorstufe zu lebensstilbedingten Krankheiten und Störungen wie Fettleibigkeit und Bluthochdruck sein. Darüber hinaus erhöhen Schlaflosigkeit oder Schlafstörungen die Stressanfälligkeit und die Anfälligkeit für psychische Probleme. [55] Viele Menschen mit ADHS berichten uns, dass sie ständig unter Schlafmangel leiden und ihnen das unerträgliche Probleme bereitet, mit denen sie auf destruktive Weise umgehen. Manche greifen dann zu Alkohol, süchtig machenden Medikamenten oder Drogen wie Cannabis. Was auf den ersten Blick wie eine clevere Lösung aussieht, führt jedoch meist zu einem schlimmeren Szenario. Die Wahrscheinlichkeit, dass sie immer mehr von der Substanz brauchen, die ihnen anfangs Erleichterung verschafft hat, ist hoch, und es kann sich schnell eine Abhängigkeit entwickeln.

Viele Erwachsene mit ADHS hören oft, dass sie als »Nachteule« beschrieben werden oder dass es schon in der Kindheit eine echte Qual war, sie ins Bett zu bringen. Andere hören von ihren derzeitigen Partnern, dass sie sich im Schlaf ständig hin und her wälzen oder am Morgen kaum aufzuwecken sind. Außerdem sind unruhige Beine (Restless Legs) und ein Gefühl der inneren Unruhe beim Einschlafen bei ADHS häufiger als bei anderen Menschen ohne diese Diagnose. Und der Zusammenhang zwischen ADHS und Schlaf ist wechselseitig: Wer mit ADHS lebt, hat ein vererbtes Risiko für Schlafstörungen, und Schlafstörungen verschlimmern unweigerlich die ADHS-Symptome. Darüber hinaus können bestimmte Medikamente gegen ADHS aufgrund ihrer zentral stimulierenden Wirkung Schlafstörungen als Nebenwirkung haben.

Zusammenfassend lässt sich sagen, dass ADHS-bedingte Schlafstörungen viele Ursachen haben können, von unruhigen Beinen bis hin zu einem angeborenen abweichenden zirkadianen Rhythmus, und unabhängig von der zugrundeliegenden Ursache häufig eines der Hauptprobleme darstellt. Angesichts der großen Auswirkungen, die Schlafprobleme auf die Lebensqualität haben, ist es wichtig, die individuellen Schlafmuster sowohl bei der Untersuchung als auch bei der Behandlung von ADHS sorgfältig zu bewerten. In der Tat sollten verschiedene Arten der Unterstützung und Intervention bei Schlafstörungen häufig Teil eines umfassenden ADHS-Behandlungsplans sein.

J. und das Gehirn, das nie schlafen wollte

J.s Mutter sagte immer, dass sie als Baby eine echte Herausforderung gewesen sei. Sie sei zwar ein kleiner Sonnenschein, fröhlich, aufgeweckt und neugierig gewesen, aber sie sei auch ständig aktiv gewesen und wollte nie ruhig oder unbewegt sein. »Es war fast so, als wärst du gelangweilt davon gewesen, ein Säugling zu sein«, sagte ihre Mutter oft und erzählte, dass sie nie in ihrem Kinderwagen oder Bettchen schlafen wollte. Nachdem sie krabbeln und schließlich laufen gelernt hatte, war ihr nicht mehr langweilig, aber jetzt gab es so viele neue Dinge zu entdecken und so wenig Zeit zum Schlafen. »Du wolltest nichts verpassen, und das kleinste Geräusch oder die kleinste Bewegung außerhalb des Kinderwagens hat dich aufgeweckt«, sagte J.s Mutter. Schon bald entwickelte J.s Mutter eine Abneigung gegen Störungen von außen, die J. den Schlaf rauben könnten.

Als Schülerin konnte J. bis Mitternacht unterwegs sein. Sie kam selten auf die für ein Mädchen ihres Alters empfohlenen Schlafstunden. Als J. noch ein Baby war, hatten ihre Mutter und ihr Vater abends nie Zeit für sich selbst, aber während ihrer Schulzeit waren die Morgenstunden die größte Belastung für die Familie. J. schlief, als ob sie bewusstlos wäre, und es dauerte oft über eine Stunde, bis sie aus dem Bett kam. Ihre Eltern waren verzweifelt, da sie zur Arbeit mussten, und die Morgen wurden zu erbitterten Kämpfen.

Als Teenager glich sich J.s Schlafverhalten immer mehr dem ihrer Altersgenossen an, aber auch mit 24 Jahren fiel es ihr noch schwer, nachts zur Ruhe zu kommen und morgens aufzustehen.

»Mein Gehirn weigert sich, abzuschalten. In meinem Kopf kreisen einfach jede Menge Gedanken und Ideen, und es gibt keine Möglichkeit, zur Ruhe kommen und einfach loszulassen. Ich habe alles versucht. Eine Zeit lang habe ich jeden Abend Marihuana und Zigaretten geraucht, nicht um mir einen Kick zu verschaffen oder weil ich es wollte, sondern um meinen verdammten schwirrenden Kopf ruhigzustellen. Aber irgendwann wurde ich erwischt und musste jede Woche Urinproben abgeben, und dann hat es sich ein-

fach nicht mehr gelohnt, das Zeug zu nehmen. Aber es ist immer noch das Einzige, was mir auch nur annähernd geholfen hat – na ja, zumindest ein bisschen.

Ich kann nicht mehr so weitermachen – ich werde entlassen, wenn ich nicht richtig schlafe. Aber wenn ich einmal eingeschlafen bin, kann ich einfach nicht mehr aufstehen. Früher war ich nie deprimiert oder niedergeschlagen, aber jetzt fühle ich mich fast immer schlecht. Ich laufe den ganzen Tag wie im Nebel herum und sehne mich nur noch danach, ins Bett zu gehen. Entschuldigen Sie meine Ausdrucksweise, aber das ist ein verdammter Albtraum. Es ist so ironisch, den ganzen Tag an Schlaf zu denken und dann nicht einschlafen zu können, wenn man abends endlich ins Bett fällt.«

Nach einer ADHS-Untersuchung und -Diagnose wurde J. das natürliche Schlafhormon Melatonin verschrieben, um einen normaleren Schlaf-Wach-Rhythmus zu erreichen. Dadurch fühlte sie sich auf natürlichere Weise müde und es fiel ihr leichter, eine regelmäßige Schlafroutine zu entwickeln. Melatonin wird durch die Wirkung des Tageslichts am Morgen abgebaut, sodass man nach einem erholsamen Schlaf erfrischt aufwacht, ohne die Katerstimmung wie bei stärkeren und manchmal süchtig machenden Medikamenten. J. probierte auch eine 13 Kilo schwere Gewichtsdecke aus, die ihre Schlafqualität verbesserte und die Zahl der nächtlichen Aufwachvorgänge verringerte.

Prokrastination – warum heute tun, was ich auf morgen verschieben kann?

Eine der größten Beeinträchtigungen bei ADHS betrifft die Schwierigkeiten bei der Selbstkontrolle und bei der Aufrechterhaltung der Motivation. Das mag unbedeutend klingen, und ein weit verbreiteter Irrtum ist, dass dies lediglich eine Frage des Willens und des Charakters ist. Das ist nicht der Fall. Viele Frauen mit ADHS werden zugeben, dass sie wissen, was zu tun ist, aber irgendwie nicht in der Lage sind, die Aufgabe zu erledigen. Egal ob es ein Haufen Wäsche, schmutziges Geschirr, Arbeitsanforderungen oder unbezahlte Rechnungen sind. Das ist besonders hart, wenn das von anderen (und oft auch von der Person selbst) als allgemeine Schlamperei, Faulheit, Depression oder Inkompetenz angesehen wird.

Die Frage ist: Fällt es uns als Gesellschaft bei Frauen noch schwerer als bei Männern, diese Art von Problemen zu ertragen? Wenn wir den Begriff »Junggesellenbude« hören, stellen wir uns vielleicht ein Zimmer vor, das charmant unaufgeräumt oder zumindest weniger pedantisch sauber ist als das, was wir uns unter der ersten Wohnung einer jungen Frau vorstellen. Und ist es nicht immer noch ein wenig auffälliger, wenn eine erwachsene Frau mit zerzaustem Haar und schief geknöpfter Bluse zur Arbeit erscheint, als wenn ein Mann in ähnlichem Alter mit einer Viertelstunde Verspätung und Frühstücksresten im Bart in die Besprechung schlendert? Ist es vielleicht immer noch so, dass wir von Frauen und Müttern mehr erwarten, wenn es darum geht, ihr Leben unter Kontrolle zu behalten oder viele Dinge gleichzeitig zu tun?

Wenn wir uns Clips in den sozialen Medien ansehen oder Artikel in den Medien lesen, sehen wir Frauen, die ihre Karriere verfolgen, die sich auf ihre persönliche Entwicklung konzentrieren und die gleichzeitig ständig als Mütter und Partnerinnen präsent sind, einen attraktiven, durchtrainierten Körper haben und natürlich ein schönes, aufgeräumtes Zuhause. Viele Frauen mit ADHS sind jedoch nicht in der Lage, die alltäglichen Dinge zu bewältigen, geschweige denn daran zu denken, neue, zur Jahreszeit passende Kleidung für die Kinder zu kaufen, für den Schulverkauf zu backen oder soziale Events für die Arbeit zu organisieren. Sie stellen fest, dass sie der gesellschaftlichen Vorstellung einer erfolgreichen und verantwortungsvollen Frau nicht entsprechen. Heißt das, dass wir von Frauen erwarten, dass sie all diese verschiedenen Rollen gleichzeitig natürlicher bewältigen als Männer?

D. und die wachsenden Abwaschberge

D. war eine besonders begabte und kluge Frau, die ihr ganzes Leben ohne ihre ADHS-Diagnose gelebt hatte. Sie hatte unzählige Antidepressiva gegen ihre Angstzustände ausprobiert und alle wieder aufgegeben, und sie hatte fast ebenso viele Erklärungsansätze für ihre sozialen Schwierigkeiten und beruflichen Misserfolge erhalten.

D. fühlte sich einsam, unzulänglich und isoliert. Was D.s Kampf für sie selbst und andere so schwer verständlich machte, war, dass sie eigentlich sozial sehr begabt und einer der klügsten Köpfe in ihrem Arbeitsteam war. Als sie sich als Erwachsene einer ADHS-Untersuchung unterzog, kamen alternative Erklärungen für D.s Einsamkeit und berufliches Versagen zum Vorschein.

D. erzählte mir, dass ihr in einer früheren Therapiesitzung wegen sozialer Ängste geraten wurde, eine Kollegin nach der Arbeit nach Hause einzuladen. D. erklärte ihrem Therapeuten, dass bei ihr zu Hause ein solches Chaos herrsche, dass eine solche Einladung unmöglich sei. Es wäre einfach zu peinlich, jemandem das Chaos zu zeigen, das damals in ihrer Wohnung herrschte. Der wohlmeinende Therapeut sagte ihr: »Niemand interessiert sich wirklich für diese oberflächlichen Dinge«, und: »Es ist die soziale Interaktion, auf die sich die Leute konzentrieren. Ein wenig Unordnung kann gewinnend sein und anderen helfen, sich zu entspannen.«

Hätte der Therapeut jedoch versucht, mehr herauszufinden, wäre klar geworden, dass D. angesichts des damaligen Zustands wahrscheinlich das Richtige getan hatte, niemanden nach Hause einzuladen. Das Waschbecken war voll mit schmutzigem Abwasch, der sich über Monate angesammelt hatte. Und da es keine sauberen Teller gab, von denen man essen konnte, aß D. jeden Abend bestelltes Essen, dessen Schachteln sie sorgfältig sortiert, aber nicht zur Recyclingtonne gebracht hatte. Sie bildeten zwei riesige Wände neben der Wohnzimmertür. Dann waren da noch all die Kisten mit alten Sachen von einem entfernten Onkel, die D. noch nicht aussortiert hatte, sowie der kaputte Fernseher und die beiden alten Terrarien, die keine Bewohner mehr gesehen hatten, seit der letzte Salamander vor acht Jahren gestorben war.

D. hatte zu Recht das Gefühl, dass ein Besucher leicht einen falschen Eindruck von ihr bekommen könnte. Und da sie es hinauszögerte, ihre Wohnung in einen akzeptablen Zustand zu versetzen, schrumpfte ihr soziales Leben allmählich – wenn Einladungen zu gesellschaftlichen Veranstaltungen nicht erwidert werden können, versiegen sie.

Ein produktiverer psychologischer Ansatz hätte die Probleme von D. bei der Kontrolle und Beeinflussung ihrer Motivationsprozesse berücksichtigt. Interessant ist auch, dass mit dem Abschluss der ADHS-Untersuchung und der richtigen Diagnose, dem richtigen Erklärungsmodell und dem richtigen Behandlungsschema mit zentralen Stimulanzien und konkreter beschäftigungstherapeutischer Unterstützung die Abwasch- und Gerümpelberge abnahmen, während die soziale Aktivität in fast perfekter Korrelation dazu zunahm.

Routinen, die Mauern errichten

Versuchen Sie sich vorzustellen, dass Sie ein Leben ohne Grautöne führen müssen, in dem jedes »nicht unbedingt«, »vielleicht«, »Ich habe jetzt keine Lust« und »Ich mache es stattdessen morgen« die Gefahr birgt, dass unkontrolliertes Chaos ausbricht. Eines der Probleme, die ein Leben mit ADHS mit sich bringt, wird manchmal damit beschrieben, dass man nicht in der Lage ist, mit Nuancen oder kleineren, feineren Pinselstrichen im Leben zu arbeiten.

Fällt es Ihnen, wie vielen Mädchen und Frauen mit ADHS, übermäßig schwer, Prioritäten zu setzen, festzulegen, was jetzt erledigt werden muss und was bis später warten kann? Oder haben Sie das Gefühl, dass Aufgaben, Anfragen und Anweisungen nicht natürlich verteilt werden, sondern sich in Ihrem Kopf aneinanderreihen und alle die gleiche Aufmerksamkeit und Gedächtniskapazität beanspruchen? Für viele kann dies zu einem Stresspegel führen, der für andere schwer zu verstehen und zu bewältigen ist. »Komm schon, lass es sein. Das kann bis morgen warten« oder »Warum so viel Energie darauf verschwenden? Vergiss es erst einmal« und »Reg dich nicht auf, das wird erst nächste Woche passieren«.

Viele Frauen mit ADHS halten den Stress und die Ungewissheit so schwer aus, dass sie Entscheidungen nach dem Motto »Alles oder nichts« treffen. Um ihr Leben in den Griff zu bekommen und alles zusammenzuhalten, beschließen sie, *immer alles* auf eine bestimmte Weise zu tun. Keine halben Sachen, keine Ausnahmen, kein Ausschlafen. Wenn Sie sich diese extremen, nicht verhandelbaren Regeln auferlegen, kann sich das Leben schnell in ein Gefängnis verwandeln. Wieder einmal stehen andere neben Ihnen und schauen verwirrt. »Mach mal eine Pause, um Himmels willen«, »Du bist völlig erschöpft«, »Du musst besser zu dir selbst sein«.

Aber wie so viele Mädchen und Frauen mit ADHS bezeugen, gibt es keine Ausnahme, die ungestraft bleibt. Hinter den Gefängnismauern lauert ein imaginäres oder sicheres Chaos von unüberwindbarem Ausmaß. Am besten bleibt man hinter dem Zaun. Dort kann man wenigstens die Kontrolle behalten. Und Kontrolle ist eine harte Währung, wenn man mit ADHS lebt.

Zweifel – ein ständiger Begleiter

In vielen Berichten über ADHS wird das Scheitern am Leben an sich beschrieben. Nicht dazuzugehören. Mit einem Geheimnis zu leben, das um jeden Preis geschützt werden muss – dem Geheimnis, anders zu sein. Viele Frauen werden die Traurigkeit und Enttäuschung darüber bezeugen, dass sie den Mut aufgebracht haben, diese Gefühle einer Freundin, einem Elternteil oder ihrem Partner anzuvertrauen, nur um dann mit Kommentaren konfrontiert zu werden wie: »Aber so fühlen wir uns doch alle hin und wieder« oder: »Ich weiß, für mich ist das auch schwer.«

Da ADHS – wie alle anderen psychiatrischen Diagnosen im Diagnostischen und statistischen Leitfaden DSM-5 – eine Diagnose ist, die in erster Linie auf Befragungen und persönlichen Aussagen beruht und nicht durch Bluttests oder Röntgenaufnahmen verifiziert wird, halten viele ADHS für eine weniger gültige oder zuverlässige Diagnose. Dies kann dazu führen, dass die Betroffenen an ihrer Diagnose zweifeln und sich fragen, ob sie ihre Symptome über- oder untertrieben haben, was zu einer falschen Schlussfolgerung seitens des medizinischen Personals geführt hat. Außerdem reagieren viele Erwachsene mit ADHS empfindlich auf Meinungen von außen zu ihrer Diagnose und ihrer Behandlung.

Auch wenn es verständlich ist, dass wohlmeinende Familien und Freunde jemanden, der sich anders fühlt, normalisieren und einbeziehen wollen, bewirkt das oft das Gegenteil. In vielen Fällen, z. B. in der Pubertät, kann es hilfreich sein, das Verhalten eines Teenagers zu normalisieren und abzuwarten, ob sich Schwierigkeiten oder Erfahrungen entwickeln. Diese grundsätzlich gute Strategie kann jedoch auch dazu führen, dass ernsthafte Probleme unerkannt und unbehandelt bleiben. Es ist allgemein bekannt, dass man umso bessere Chancen hat, die richtige Unterstützung zu erhalten und negative Konsequenzen zu vermeiden, je früher eine Diagnose gestellt wird – sei es bei physischen oder psychiatrischen Diagnosen, und ADHS ist da keine Ausnahme.

9 Familienleben und Beziehungen

Natur oder Veranlagung?

In den letzten 20 bis 30 Jahren hat uns die Forschung gezeigt, dass das Risiko, an ADHS zu erkranken, stark von vererbten Faktoren beeinflusst wird und nicht, wie früher angenommen, durch schlechte oder nachlässige Erziehung, schlechte Ernährung oder zu viel Bildschirmzeit. In der Tat sind etwa 80 Prozent des ADHS-Risikos auf genetische Faktoren zurückzuführen.

Wichtig ist, dass kein einzelnes Gen die Ursache für die Entwicklung von ADHS ist. Vielmehr ist es die Kombination vieler Gene, die zu der einzigartigen, vererbten Anfälligkeit für ADHS beiträgt. [72] Wir können mit Sicherheit sagen, dass ADHS von biologischen und nicht von sozialen Umständen abhängt. Eine hohe Erblichkeit bedeutet jedoch nicht, dass jeder Mensch mit einer bestimmten genetischen Veranlagung alle Symptome von ADHS entwickeln wird. Es bedeutet auch nicht, dass Umwelt- und soziale Faktoren unwichtig sind. Vererbbare Erkrankungen führen jedoch zwangsläufig zu Familien, in denen mehrere Personen mit ähnlichen Schwierigkeiten zu kämpfen haben. Dies kann leicht zu anfälligen Familiensystemen führen. Viele Eltern von Kindern mit ADHS haben daher mit eigenen Schwierigkeiten zu kämpfen, während sie gleichzeitig versuchen, ihre Kinder zu unterstützen und die bestmögliche Situation für sie zu gestalten.

Es gibt viele anschauliche Beispiele für das Zusammenspiel zwischen den Genen und der Umwelt, in der sie wirken. Einer bekannten Studie zufolge kann unsere genetische Veranlagung bestimmen, wie wir auf widrige Ereignisse oder Traumata reagieren. Einfach ausgedrückt: Einige von uns werden mit einer genetischen Anfälligkeit geboren, die sie im Falle eines Traumas, einer Vernachlässigung oder eines Missbrauchs stärker beeinträchtigt. [62]

Die Erkenntnis, dass es nicht um Natur *oder* Erziehung geht, sondern vielmehr um unsere Gene *in* einem bestimmten Umfeld, könnte auch erklären, warum nicht alle Babys, die in einem sozial benachteiligten Umfeld geboren werden, Schwierigkeiten entwickeln. Wir sprechen manchmal von den »widerstandsfähigen Löwenzähnen« und meinen damit in der Regel Kinder, die trotz eines benachteiligten und manchmal missbräuchlichen häuslichen Umfelds erstaunlich gut zurechtkommen und im Gegensatz zu ihren Eltern oder Geschwistern keine psychischen Probleme entwickeln.

Dahinter steht die Theorie, dass manche Menschen eine angeborene Resilienz bzw. Widerstandsfähigkeit gegenüber den Einflüssen ihrer Kindheit haben, unabhängig davon, ob diese nachteilig, normal oder außergewöhnlich günstig war. Auf der anderen Seite gibt es Menschen, die wir als »sensible Orchideen« bezeichnen könnten, die eine angeborene Verletzlichkeit haben, die sie besonders anfällig für schwierige Kindheitsumstände und eine benachteiligte Erziehung macht.

Wenn diese »Orchideenkinder« in einer aufmerksamen, respektvollen und aufgeschlossenen Umgebung aufwachsen, entwickeln sie sich oft zu uneingeschränkten, glücklichen Erwachsenen. Die sensiblen Orchideen haben es aber auch unter »normalen« Umständen oft schwer. Genau wie Orchideen brauchen sie ganz besondere Pflege und Aufmerksamkeit, um aufblühen zu können.

Frauen mit ADHS beschreiben häufig, dass sie sich sensibel und unverstanden fühlen. Leider haben Kinder mit ADHS nur selten die Chance, in einem besonders förderlichen Umfeld aufzuwachsen. Das liegt nicht daran, dass ihre Eltern ihnen nicht den besten Start ins Leben ermöglichen wollen oder können – die Eltern sind oft sogar besonders einfühlsam. Aber da die Anfälligkeit für ADHS häufig vererbt wird, können viele Eltern von Kindern mit ADHS trotz ihres Willens und ihrer Einsicht nicht immer ein schützendes Umfeld für sich und ihre Kinder schaffen. Trotzdem ist es wichtig, dass andere verstehen, dass ADHS nicht das Ergebnis schlechter Erziehung ist, sondern sowohl die Eltern als auch die Kinder mit ADHS betreffen kann. Wie alle Kinder brauchen auch Kinder mit ADHS Verständnis und Unterstützung. Um dem Kind zu helfen, müssen wir daher unter Umständen das gesamte anfällige Familiensystem auf verschiedenen Ebenen unterstützen.

Eltern sein mit ADHS

Manchmal spreche ich mit jungen Frauen mit ADHS, die sagen, dass sie keine eigenen Kinder haben wollen. Das liegt oft nicht an einem mangelnden Wunsch nach einer Familie, sondern daran, dass sie sich nicht zutrauen, für ein anderes Lebewesen verantwortlich zu sein. Außerdem berichten viele Frauen, bei denen im Erwachsenenalter ADHS diagnostiziert wurde, dass sie ihre Schwierigkeiten kompensieren konnten, wenn sie sich nur um sich selbst kümmern mussten, aber sobald Kinder ins Spiel kamen, wurden die Dinge unüberschaubar. Für viele Frauen mit ADHS ist der elterliche Stress groß, und sie haben häufig das Gefühl, dass die Elternrolle sie überfordert.

Vielleicht geraten Sie in eine Situation, in der die Routinen, auf die Sie jahrelang vertraut haben, plötzlich nicht mehr ausreichen, oder Sie müssen außerordentlich viel Zeit aufwenden, um einfache alltägliche Aufgaben zu organisieren, die andere scheinbar mit Leichtigkeit erledigen. Vielleicht haben Sie festgestellt, dass Sie Ihre ganze Energie darauf verwenden, den Tag zu überstehen. Und in der Tat gibt es nur wenige Dinge, die für Eltern schmerzhafter und unerträglicher sind als der Verdacht, dass sie den Bedürfnissen Ihres Kindes nicht gerecht werden. Viele Mütter mit ADHS erleben ein ständiges Gefühl des Versagens, verbunden mit Verurteilung und negativer Aufmerksamkeit von anderen.

Familien mit ADHS brauchen oft gesellschaftliche Unterstützung und Hilfe. In einer idealen Welt würde diese Unterstützung mit Sensibilität für die besonderen Bedürfnisse jeder Familie gewährt werden. Leider berichten uns viele Frauen mit ADHS, dass die Sozial- und Pflegedienste ihnen nicht immer mit Respekt und Verständnis begegnen. »ADHS-Familien« sind selten die perfekten Patienten oder Kunden, vor allem, wenn sie Termine nicht einhalten oder sich nicht an vereinbarte Behandlungspläne halten. Oft beschuldigen Anbieter von Unterstützungs- und Behandlungsangeboten, wie ich, die Familien fälschlicherweise, nicht motiviert genug zu sein, und schließen ihre Akte, wenn sie nicht erscheinen. Wenn jemand sich selbst mit Alkohol oder Drogen behandelt, wird ihm manchmal geraten, erst wiederzukommen, wenn er seine schädlichen Gewohnheiten in den Griff bekommen hat. Wenn jemand wütend und enttäuscht von seiner professionellen Betreuung ist, könnten wir das eher als Ausdruck von Undankbarkeit oder Anspruch empfinden.

Wie bereits erörtert, führt die hohe Erblichkeit von ADHS zu exponierten und verletzlichen Familiensystemen, in denen sowohl die Kinder als auch die Eltern viel mehr zu kämpfen haben als in anderen, mehr Konflikte austragen und sich von der Gesellschaft stärker stigmatisiert fühlen. Einige Forschungsergebnisse deuten darauf hin, dass Mütter von Töchtern mit ADHS aufgrund der ADHS-Symptome ihres Kindes unter einer stärkeren elterlichen Belastung leiden. [12] [44] Und in der Tat können, wie bereits beschrieben, eine verzögerte ADHS-Diagnose, ein schlechterer Zugang zu einer Behandlung nach der Diagnose sowie allgemeine gesellschaftliche Erwartungen und Vorurteile eine Rolle bei dieser unglücklichen Realität spielen.

Viele ADHS-Mütter werden aber auch zu fantastischen Fürsprechern für ihre Kinder. Die Tatsache, dass sie selbst an den Rand gedrängt, missverstanden und bloßgestellt wurden, treibt sie dazu an, dafür zu sorgen, dass ihr eigenes Kind niemals die gleiche Behandlung erdulden muss.

T., die Tigermutter

T. hat drei Kinder, und bei ihrer ältesten Tochter, C., wurde vor zwei Jahren ADHS diagnostiziert. Ihre beiden jüngeren Töchter ähneln in ihrer Persönlichkeit und ihren Fähigkeiten sehr ihrem Vater; C. ist jedoch wie eine Kopie der jüngeren T. T. würde C. als eine ängstliche Tagträumerin mit einem großen Herzen und einer lebhaften Fantasie beschreiben. Als bei C. ein ADHS-Test durchgeführt wurde, erkannte T., dass sie wahrscheinlich auch ADHS hatte. Sie unterzog sich einer Untersuchung und erhielt vor etwa einem Jahr die Diagnose.

Die Vorschule und die Schule waren schwer für C. Sie wollte nicht, dass ihre Eltern sie verließen, ihre Eingewöhnung dauerte ewig, und T. verließ die Vorschule oft schweren Herzens und voller Sorge und trocknete ihre Tränen, als sie zur Arbeit fuhr. Nach Aussage der Erzieher ging es C. jedoch gut, sobald T. weg war. Die Vorschulzeit verging schließlich, ohne dass sich die Erzieher Sorgen machten. In der Grundschule begann T. jedoch, sich Sorgen zu machen, dass C. hinterherhinkte.

Sie stand in regelmäßigem Kontakt mit der Schule, wurde aber immer beruhigt. Alles war in Ordnung – C. war gut erzogen und bei den Lehrern und anderen Schülern beliebt. T. dachte, dass sie wahrscheinlich nur eine überängstliche Erstgebärende war.

Sie hatte das Gefühl, dass die Lehrkräfte wahrscheinlich irritiert waren, weil sie sich nie mit dessen Beteuerungen zufriedengab, dass C. »wie jedes andere achtjährige Kind« sei.

Aber T.s Erinnerungen an ihre eigene Schulzeit waren noch zu frisch. Sie erinnerte sich an das Gefühl, nicht zu wissen, wie sie die Schulaufgaben erledigen sollte, viel zu viel Zeit untätig zu verbringen und dann plötzlich festzustellen, dass sie während des Unterrichts aus dem Fenster gestarrt hatte. Sie erinnerte sich an die Scham, wenn sie das Kichern ihrer Klassenkameraden hörte, wenn sie die unausgesprochenen Regeln eines Spiels nicht beachtete oder das Falsche sagte, daran, wie sie sich vor ihren Eltern schämte, und an das Gelächter, das ausbrach, als sie im Schwimmbad vergessen hatte, ihren Badeanzug anzuziehen. Damals konnte sie sich an niemanden wenden, um Rat oder Trost zu finden. T. verbrachte ihre gesamte Kindheit und die Hälfte ihres Erwachsenenlebens mit dem Gefühl, anders zu sein als alle anderen. Aber dieses Gefühl des »Andersseins« hatte keinen Namen und sie kam zu dem Schluss, dass sie irgendwie fehlerhaft war.

Als Mutter eines wundervollen kleinen Mädchens, das ihr so schmerzlich ähnlich ist, konnte T. nicht aufhören, sich Sorgen zu machen, dass C. ähnliche Erfahrungen in der Schule machen würde. Als C. merkte, dass ihre Eltern darauf bestanden, dass sie jeden Tag zur Schule ging, begann sie über Bauch- und Kopfschmerzen zu klagen. Sie brachte selten Freunde mit nach Hause. Als T. eine ADHS-Untersuchung vorschlug, war die Schule verblüfft, da sie der Meinung war, dass C. weder anders war noch Probleme hatte.

T. versuchte, das Gefühl abzuschütteln, dass sie eine lästige Mutter war, und machte unbeirrt weiter. Leider verschlechterte sich die Situation, und die Schule glaubte, T. suche nach Problemen, die es nicht gab, und stelle ihre Kompetenz in Frage. Für T. war dies ein Albtraum, und sie befürchtete, dass sich das nun belastete Verhältnis zur Schulleitung auf C. auswirken werde. In der Zwischenzeit führte die Schule C.s Widerwillen, zur Schule zu gehen, auf T.s überfürsorgliches, kontrollierendes Verhalten zurück.

Die Abwärtsspirale wurde umgekehrt, als C. in die Mittelstufe kam. Ihre neue Lehrerin kannte sich gut mit neurologischen Entwicklungsstörungen aus und zeigte großes Interesse daran. Für T. war dies ein entscheidender Faktor dafür, dass sie sich traute, C. loszulassen und sie ihren eigenen Weg finden zu lassen, der ihren einzigartigen Stärken und Schwächen entsprach.

»Nur weil ich denke, dass sie eine Mini-Kopie von mir ist, heißt das nicht, dass meine Erfahrungen ihre Wahrheit und Zukunft sind. Aber wenn man sich Sorgen um sein Kind macht und seine eigenen Fehler erkennt, ist es leicht, dies auf die schlimmstmögliche Weise zu interpretieren. Als Gesellschaft haben wir unglaublich viel über Mädchen und ADHS gelernt, seit ich vor 30 Jahren in C.s Alter war. Lehrer und Schulpersonal sind heute viel besser informiert, und ich bin dankbar, dass C. nicht denselben Weg gehen muss wie ich.«

Der ganz normale Wahnsinn namens Leben

Der »ganz normale Wahnsinn« ist ein abgedroschener Begriff, der für verschiedene Menschen unterschiedliche Bedeutungen haben kann. Er wird häufig verwendet, um den Stress zu beschreiben, unter dem Erwachsene und insbesondere Eltern leiden können, wenn sich Familie und Beruf nicht mehr vereinbaren lassen. Problematisch wird der Begriff jedoch, wenn er suggeriert, dass alle Menschen gleichermaßen damit zu kämpfen haben, Studium oder Beruf und soziales Leben, Familie, Kinder und älter werdende Eltern unter einen Hut zu bringen. Meiner Erfahrung nach ist dies bei Frauen, die mit ADHS leben, bei weitem nicht der Fall. Auch wenn der Begriff »normaler Wahnsinn« ein kollektives Gefühl der Behaglichkeit erzeugen soll, habe ich eher das Gefühl, dass der Vergleich mit anderen, ohne Berücksichtigung unserer einzigartigen Voraussetzungen, oft Gefühle des Versagens und der Verzweiflung verstärkt.

Frauen in Familien, in denen ein Kind von ADHS betroffen ist, berichten uns, dass sie viel mehr Konflikte haben, nicht nur zwischen Kindern und Eltern, sondern auch zwischen den Eltern selbst. Die Kinder ernähren sich schlechter, bewegen sich weniger und sitzen häufiger passiv vor verschiedenen Bildschirmen. Kommt Ihnen das bekannt vor? Zusätzlich zu all den übermäßigen Belastungen müssen ADHS-Familien oft auch noch mit dem Finger wedelnde Wichtigtuer ertragen, die sagen: »Es ist gar nicht so verwunderlich, dass diese Kinder so widerspenstig und ungezogen sind – ihre Eltern lassen sie einfach Junkfood essen und vor YouTube sitzen.«

Russell Barkley, einer der weltweit renommiertesten und erfahrensten ADHS-Forscher, fand vor Jahren heraus, dass sich die Eltern von Kindern mit ADHS besser fühlen, besser miteinander umgehen und besser funktionieren, wenn sie die richtige Diagnose und Behandlung erhalten. [5] Mit der richtigen Behandlung des Kindes werden die Eltern also zu besseren Eltern. Diese Ergebnisse wurden in vielen Folgestudien im Anschluss an die wichtige Arbeit von Professor Barkley wiederholt und repliziert. Andere Forschungsgruppen haben bestätigt, dass die Familien eines von ADHS betroffenen Kindes einer erheblichen Belastung ausgesetzt sind. [8] Diese wichtige Botschaft wurde allerdings nicht verbreitet oder hat mit alten, fehlerhaften Wahrheiten über ADHS-Symptome bei Kindern und das psychosoziale Familienumfeld aufgeräumt – die ADHS-Symptome eines Kindes werden nicht durch schlechte Erziehung verursacht. Außerdem ist die Tatsache, dass Kinder in Familien, in denen jemand ADHS hat, dazu neigen, sich ungesünder zu ernähren, weniger Sport zu treiben und mehr Zeit am Bildschirm zu verbringen, oft auf einen völlig anderen »ganz normalen Wahnsinn« zurückzuführen.

Zusammenfassend lässt sich sagen, dass ADHS nicht durch Zucker, Gewaltvideos, Handys, Computerbildschirme oder Junkfood verursacht wird. Die Wurzel des Problems liegt in einer biologischen Einschränkung.

Zuneigung – jemanden mit ADHS lieben

Wer mit ADHS lebt, hat oft das Gefühl, missverstanden zu werden, falsche Ratschläge zu bekommen oder dass andere unmögliche Anforderungen an ihn stellen. All dies mag durchaus zutreffen. Aber es ist nicht einfach, jemanden zu lieben und mit ihm zu leben, der in einem Moment eine funkelnde Wunderkerze und im nächsten ein ausgebranntes Gewirr aus Eisendraht ist.

Als Elternteil, Partner oder Kind einer Person mit ADHS ist es einfacher, wenn wir verstehen, womit oder wogegen wir kämpfen. Das bedeutet *nicht,* dass wir akzeptieren sollten, von den wechselnden Energieniveaus und emotionalen Schwankungen eines geliebten Menschen herumgeschubst, gedämpft, unterdrückt oder ausgelaugt zu werden. Um zu vermeiden, dass wir in die Einschränkung eines anderen hineingezogen werden, brauchen wir ein grundlegendes Verständnis dessen, was ADHS über Hyperaktivität, Impulsivität oder Ablenkbarkeit hinaus bedeuten kann.

Dies ist der Kern vieler Maßnahmen, die nach einer ADHS-Diagnose angeboten werden. Es gibt Gruppen für Erwachsene mit ADHS, in denen Lebenspartner oder andere nahe Verwandte willkommen sind.

Es ist bekannt, dass Angehörige von Menschen mit psychischen Störungen und lebenslangen Beeinträchtigungen mehr Stress im Leben erleben und so viel Zeit in die Unterstützung und Hilfe für ihre Angehörigen investieren, als übten sie einen Vollzeitjob aus. Viele Familienmitglieder beschreiben die Belastung und Frustration, die das Leben mit einem Menschen mit ADHS mit sich bringt.

Angehörige haben oft die wichtige Aufgabe, ein Kind oder einen Erwachsenen mit ADHS bei seinen Bemühungen zu unterstützen, praktikable Strategien zu finden, um den Tag zu überstehen. Die wachsende Anzahl von Studien und Berichten, die den Stress und die Sorgen dieser Familien messen, stellen allerdings eine geringere Lebensqualität und ein höheres Risiko für stressbedingte Probleme wie Angstzustände und Depressionen fest. Eltern oder Verwandte eines Mädchens oder einer Frau mit ADHS können auch Scham und Schuldgefühle für die Situation empfinden, in der sich ihr Kind oder ihr Partner befindet.

Das Leben vieler Eltern kann von Ängsten und Sorgen um die Gesundheit ihres Kindes sowie von unerwünschtem Verhalten oder Entscheidungen geprägt sein. Für den Partner kann es anstrengend und herausfordernd sein, die plötzlichen Motivations-, Energie- und Stimmungsschwankungen von ADHS-Betroffenen zu verstehen und mit ihnen Schritt zu halten.

Angehörige von Menschen mit ADHS müssen ihre Energie darauf verwenden, ihren Lieben zu helfen, aber auch auf sich selbst aufpassen und verstehen, dass sie eine Rolle spielen, die manchmal nur aus Aufräumen zu bestehen scheint. Die Möglichkeit, sich zu entlasten und mit anderen zu sprechen, kann verhindern, dass sie in Verbitterung und Streitgespräche verfallen. Der Erfahrungsaustausch mit anderen, die sich in einer ähnlichen Situation befinden, kann ungemein hilfreich sein.

Was müssen wir also über unseren Partner/die geliebte Person/den Freund/das Kind mit ADHS wissen, um ihm/ihr und uns selbst zu helfen und die Beziehung zu schützen? Zunächst sollten wir diese Fakten über ADHS bedenken:

— ADHS wird entweder von Geburt an oder schon früh im Leben entwickelt und ist in hohem Maße vererbbar.

- ADHS ist weder eine Superkraft noch ein Segen, aber viele mutige Menschen mit ADHS und Familien von ADHS-Betroffenen sind oft Superhelden.
- Bei Menschen mit ADHS arbeiten einige der wichtigsten Strukturen und Funktionen des Gehirns anders als bei Menschen ohne ADHS.
- Viele Menschen mit ADHS erreichen Großartiges, wenn sie ihre Unterschiede nutzen, anstatt gegen ihre ADHS anzukämpfen.
- ADHS ist mehr als nur Konzentrationsschwäche, Hyperaktivität und Impulsivität, und Menschen mit ADHS haben oft ihr ganzes Leben lang mit Schwierigkeiten zu kämpfen. Einfach anders zu handeln ist keine Option.
- ADHS ist eine ernst zu nehmende Erkrankung mit guter Prognose. Ohne angemessene Unterstützung und Behandlung besteht für Menschen mit ADHS ein erhebliches Risiko für körperliche Erkrankungen, psychische Probleme, schädlichen Alkohol- und Drogenkonsum sowie für Kriminalität, Einsamkeit, Entfremdung, Arbeitslosigkeit, Scheidung, Verkehrsunfälle und vorzeitigen Tod. Dadurch haben sie eine um etwa zehn Jahre kürzere Lebenserwartung als Menschen ohne ADHS.

Mit diesen grundlegenden Fakten im Hinterkopf fällt es uns oft leichter, Entscheidungen über unser eigenes Wohlbefinden und unsere Lebensentscheidungen zu treffen und zu verstehen, was wir ändern können und was nicht.

Sich um sich selbst zu kümmern, die eigenen Interessen zu pflegen und den eigenen Werten treu zu bleiben, kann die beste Hilfe für einen Partner mit ADHS sein. Wenn wir mit jemandem mit ADHS zusammenleben, müssen wir ihm Unterstützung *und* Partnerschaft bieten. Das Letzte, was ein Mensch mit ADHS braucht, ist ein schlechtes Gewissen, weil er andere mit seinen Problemen runterzieht.

B. und der Balanceakt

B. und E. lernten sich in ihrem ersten Jahr an der Universität kennen. B. erinnert sich noch gut daran, wie er sich Hals über Kopf in E.s Charme und Temperament verliebte.

»Sie war all das, was ich in meiner Familie und in meinen früheren Beziehungen nie gehabt hatte. Sie war so spontan und unkonventionell, so voller Leben, Leidenschaft und Gefühl. So mutig und doch so zerbrechlich.«

B. übernahm bald die Rolle von E.s größtem Bewunderer und Beschützer. Er liebte es, dass sie so unberechenbar war, hatte aber immer ein wenig Angst, seinen Platz in ihrem Leben zu verlieren.

»Das Leben mit E. ist nie langweilig. Anfangs hatte ich wohl nicht viel Zeit, um über die Position nachzudenken, in die ich zurückgedrängt worden war. Ich war zu sehr damit beschäftigt, mit E.s Tempo Schritt zu halten und die Bruchstücke von ihr zusammenzusetzen, wenn sie in Schwierigkeiten geriet, sich mit jemandem zerstritten hatte oder einfach ihr Selbstvertrauen oder ihre Orientierung im Leben verlor.«

In den letzten Jahren wurde B. jedoch immer deutlicher, dass diese emotionale Achterbahn, in der sie beide hin und her geworfen wurden, ihn mehr belastete als E.

»Für E. ist es natürlicher, dass ihr Zustand in der einen Sekunde schillernd überschwänglich und in der nächsten völlig desolat sein kann. Anfangs habe ich versucht, mitzuhalten, mich zu engagieren, sie zu unterstützen und ihr Vorschläge zu machen, wie sie mit allem umgehen kann, indem ich es kommentierte. Aber nach und nach gewöhnte ich mich immer mehr daran, auf eine schlechte Art und Weise, wie ich finde. Ich fühlte mich ausgebrannt von all den plötzlichen Launen und Ideen. Ich fühlte mich fast erleichtert, wenn E. niedergeschlagen und gedämpft war. So hatte ich Zeit, mich auszuruhen, mich zu erholen. Und ich musste nicht befürchten, dass sie zu einer neuen Eskapade aufbricht.

Ich mochte diese Dynamik, die sich in unserer Beziehung entwickelt hatte, nicht und wurde langsam zu einem verbitterten Nein-Sager, der keine Lust mehr hatte, irgendetwas zu tun.

Und ich merkte, dass ich immer wieder in die Rolle des Versorgers fiel, aber es war so ermüdend zu sehen, dass sie nie aus ihren Fehlern zu lernen schien. Es dauerte nicht lange, bis ich es nicht mehr ertrug, meine eigene Stimme zu hören. Ich klang wie eine kaputte Schallplatte: ›Was habe ich dir gesagt? Du hast gesagt, du räumst die Küche auf, bevor du zur Arbeit gehst. Aber was ist in dich gefahren? Was dachtest du, wie ich mich dabei fühlen würde?‹

Die Gruppentherapie, an der wir nach der Untersuchung und Diagnose von E. teilnahmen, war für mich sehr wichtig. Dort waren acht Paare, darunter auch wir, bei denen jeweils eine Person gerade mit ADHS diagnostiziert worden war, und die anderen waren Menschen, die in ihrem Leben mit ADHS zu tun hatten, ohne ihren Partner oder sich selbst zu verstehen. Äußerlich waren wir sehr unterschiedlich, aber wir teilten so viele Erfahrungen und Gefühle, dass es manchmal lächerlich wurde. Der Kurs gab mir die Möglichkeit, meine Gedanken und Gefühle mit anderen Partnern zu teilen, und ich verstand nun viel besser, dass E. oft nichts für ihr Verhalten konnte. Parallel zu den neuen Erkenntnissen, die E. gewonnen hat, konnte ich mich auch ein wenig erholen. Es wurde uns beiden klar, dass wir diesen Tanz nicht mehr tanzen würden.

Ich musste mich besser um mich selbst kümmern und meine eigenen Interessen pflegen, und E. erhielt neue Werkzeuge, um ihr Leben besser zu ordnen und zu strukturieren. Ich konnte mich von der Rolle des Problemlösers, Planers und Aufräumers lösen. Seltsamerweise waren die Untersuchung von E. und die ADHS-Diagnose das Beste, was uns passiert ist. Es ist vielleicht nicht das Erste, woran man denkt, wenn bei jemandem in der Familie eine lebenslange Beeinträchtigung diagnostiziert wird, aber genau so war es für uns.«

Wie es ist, einen Elternteil mit ADHS zu haben

Der Mensch ist in der Hinsicht ein außergewöhnliches Säugetier, dass seine Nachkommen so völlig unreif auf die Welt kommen. Vergleicht man ein Menschenbaby mit dem Jungtier unserer Säugetierverwandten, so stellt man fest, dass die Nachkommen unserer Spezies sehr viel länger auf Betreuung angewiesen sind.

Ein Grund für unsere relative Hilflosigkeit ist das komplizierte und hoch entwickelte menschliche Gehirn. Alles, was in unserem Gehirn Platz finden muss, würde niemals in den Schädel eines Neugeborenen passen – zumindest, wenn dieser Schädel den Geburtskanal einer Frau passieren soll. Die Natur musste sich entscheiden, ob sie das weibliche Skelett so umgestalten sollte, dass es die Fähigkeit zur Wanderung über große Gebiete oder zur Flucht vor Raubtieren oder Feinden beeinträchtigt, oder ob sie das Nervensystem so anpassen sollte, dass es sich in Ruhe nach der Geburt mit dem zunehmenden Umfang des Kopfes im Alter weiter entwickeln würde.

Dieser Kompromiss ist jedoch weder unkompliziert noch ohne Risiko. Da unser unreifes Gehirn viele Jahre braucht, um sein volles Potential zu entfalten, sind wir auf Erwachsene und Bezugspersonen angewiesen, die uns beibringen, was richtig und falsch ist, und uns vor Gefahren schützen. Es ist daher ganz natürlich, dass Babys alles tun, um die Akzeptanz und den Schutz der Eltern und Erwachsenen zu erhalten. Für die große Mehrheit funktioniert dieses Arrangement. Die meisten Eltern tun ihr Bestes, um für ihre Kinder die bestmögliche Version ihres erwachsenen Selbst zu sein. Aber wie ist es, das Kind eines Elternteils zu sein, der trotz seines Willens und seines Wunsches genau danach nicht in der Lage ist, das Wesentliche für sein Kind zu leisten?

Es ist nicht nur wichtig, dass wir verstehen, wie es ist, selbst mit ADHS zu leben oder einen Partner mit ADHS zu haben, sondern wir müssen auch versuchen zu verstehen, wie es sein kann, das Kind eines Elternteils mit ADHS zu sein. Die folgende Geschichte von AM. ist wichtig und gibt uns viele interessante Einblicke und Tipps, wie ein Erwachsener mit ADHS trotz seiner eigenen Schwierigkeiten ein guter Elternteil sein kann. Und sie ist ein bewegendes Beispiel dafür, dass es nie zu spät ist, eine glückliche Kindheit zu haben.

AM. und die ADHS-Mutter

AM. ist nicht so sehr wie ihre Mutter; sie findet sich vielmehr in ihrem Vater wieder, dem Elternteil, der ihrem Leben immer Sicherheit und Stabilität verliehen hat. AM. hat ihre Mutter jedoch immer geliebt, und jetzt, als Erwachsene, haben sie eine erfüllte, von gegenseitigem Respekt geprägte Beziehung. Aber das war nicht immer so, und die Dinge waren viel komplizierter, als AM. aufwuchs.

AM. erinnert sich, dass sie ein ängstliches Kind war, das immer die Aufmerksamkeit und Bestätigung der Erwachsenen suchte. Für sie war es besonders wichtig, dass ihre Mutter glücklich war. Sie erinnert sich lebhaft an die Gefühle der Unsicherheit, die manchmal an Angst grenzten, wenn sie darauf wartete, dass ihre Mutter von der Arbeit nach Hause kam. Was für einen Tag hatte sie heute gehabt? Hatte sie jemand schrecklich behandelt? Hatte sie jemand geärgert oder war sie müde? War es ein harter Tag gewesen, oder würde ihre Mutter voller Energie nach Hause kommen, sie in die Luft heben und mit ihr eine spontane Fahrradtour machen, um ein Eis zu kaufen?

Es war nie die körperliche Unruhe in der Nähe ihrer Mutter, die AM. beunruhigte. Es machte ihr nicht so viel aus, dass sie ständig ihre Schlüssel, ihre Brille, ihre Handtasche und ihr Portemonnaie zu verlieren schien, dass ihr Haus immer unordentlicher war als das ihrer Freundinnen oder dass ihre Mutter manchmal Schulausflüge oder Elternabende oder AM.s Lieblingssnack vergaß.

Als Erwachsene verstand sie, dass ein großer Teil ihrer Ängste darauf zurückzuführen war, dass sie die schnell wechselnden Stimmungen ihrer Mutter nie ganz kannte und versuchte, sich ihnen anzupassen. Es war schwierig, dass sie sich schon im Alter von 12 Jahren reifer und stabiler als ihre Mutter fühlte. Und es war beängstigend, wenn ihre Mutter in ein niedriges Selbstwertgefühl verfiel oder wenn sie sich selbst oder anderen die Schuld für ihre Misserfolge gab.

Es war sogar ein wenig beängstigend, wenn ihre Mutter in ausgelassener Stimmung war, wenn AM. trotz ihres schnellen Tempos und ihrer Fröhlichkeit immer die quälende Sorge hatte, dass die Atmosphäre so schnell umschlagen könnte, wie sie gekommen war.

Als Erwachsene konnte AM. all dies mit ihrer Mutter besprechen. Nach einer schweren Depression und einem Burnout unterzog sich ihre Mutter einer ADHS-Untersuchung. AM. war in den gesamten Prozess eingebunden und steuerte wichtige Informationen bei. Anschließend nahmen AM. und ihre beiden Eltern an einem Gruppenkurs zu ADHS teil, der sich an Personen richtete, bei denen kürzlich ADHS diagnostiziert worden war, sowie an deren erwachsene Kinder. Diese Treffen und Gespräche waren für AM. ebenso wertvoll wie für ihre beiden Eltern.

AM. sagt, sie hätte sich gewünscht, dass ihre Mutter früher Hilfe und Unterstützung erhalten hätte, denn dann wäre ihre eigene Kindheit vielleicht leichter zu genießen und zu begreifen gewesen. Gleichzeitig ist AM. dankbar dafür, dass sie jetzt in der Lage ist, ihre Mutter zu verstehen und ihr das zu verzeihen, was sie ihr als Kind nicht geben konnte. Sie weiß, dass ihre Mutter sie liebt und in Anbetracht der persönlichen Probleme, mit denen sie zu kämpfen hatte, ihr Bestes getan hat.

Es bedeutet sehr viel, dass ihre Mutter jetzt Einsicht in ihre Probleme hat und die Verantwortung für ihren Anteil an dem Leben übernimmt, das sie so viele Jahre lang geteilt haben. Es ist auch heilsam zu sehen, dass ihre Mutter eine wunderbare Großmutter für AM.s Tochter P. ist, die ihrer Großmutter so ähnlich ist.

10 Arbeitsleben

Für viele Menschen bringt ADHS ein Leben mit einer verminderten Fähigkeit, alltägliche Aktivitäten zu strukturieren, zu organisieren und Prioritäten zu setzen, mit sich. Frauen mit ADHS wenden oft eine unglaubliche Menge an Energie auf, um den Tag zu überstehen, oft ohne dass jemand anderes merkt, wie viel Aufwand es sie kostet, Aufgaben bei der Arbeit zu erledigen, die für andere einfach sind.

Vielleicht tun Sie einige der Dinge, die viele andere Frauen mit ADHS tun, um ihre Beeinträchtigungen zu verbergen. Oder Sie kommen in Situationen, in denen Sie Ihre Arbeit mit nach Hause nehmen, damit Sie sie nachholen können, während andere frei haben. Vielleicht schaffen Sie es, Ihre Arbeit rechtzeitig abzuliefern, aber um den Preis, dass Sie sich nicht ausreichend ausruhen und erholen können. Bei manchen setzt dies eine Abwärtsspirale in Gang, die im schlimmsten Fall in völliger Erschöpfung endet – sehr zum Unverständnis aller anderen. »Sie hat genau die gleichen Dinge zu erledigen wie alle anderen Kollegen auch. Keiner stellt irgendwelche zusätzlichen Anforderungen an sie.«

In einer groß angelegten Studie über die Auswirkungen von ADHS bei erwachsenen Arbeitnehmern in zehn verschiedenen Ländern stellten die Forscher fest, dass ADHS weit verbreitet ist – über 3 Prozent – und am Arbeitsplatz in der Regel nicht diagnostiziert wird. Arbeitnehmer mit ADHS hatten im Vergleich zu Arbeitnehmern ohne Diagnose mehr Fehlzeiten und Krankschreibungen. Es überrascht kaum, dass sie auch wegen psychischer Probleme und Drogenmissbrauchs häufiger in Behandlung sind als erwachsene Arbeitnehmer ohne ADHS. [24]

Studien und Berichte deuten darauf hin, dass viel gewonnen werden kann, wenn sichergestellt wird, dass Erwachsene mit ADHS sowohl im Berufs- als auch im Privatleben die richtige Diagnose, das richtige Erklärungsmodell und die richtige Behandlung erhalten. Davon könnten auch Kollegen und Arbeitgeber profitieren. Leider interessieren sich nur wenige Arbeitgeber für diese große Gruppe von Arbeitnehmern, denen sie leicht helfen könnten, viel effizienter zu arbeiten, und die unter den richtigen Bedingungen eine unglaublich wertvolle Ressource sein könnten.

F. und der Flughafen

Ein gutes Beispiel dafür, wie jemand mit ADHS sein Arbeitsleben erleben kann, ist eine Analogie, die ich von F., einer jungen Frau mit ADS, übernommen habe. F. erzählt mir, dass sie sich ihr Gehirn wie einen großen internationalen Flughafen vorstellt. Da ist der ständige Lärm von startenden und landenden Flugzeugen, die hin und her rollen. Gepäckwagen, die über die Start- und Landebahnen fahren, müssen dem richtigen Flugzeug zugeordnet werden, um sicherzustellen, dass die persönlichen Gegenstände der Passagiere nicht auf dem falschen Kontinent landen. Verspätungen, Annullierungen und vereiste Tragflächen müssen in dem sich ständig ändernden Flugplan berücksichtigt werden. Aber F. sagt, dass es niemanden gibt, der im Kontrollturm ihres Flughafens arbeitet. Mit anderen Worten, es fehlt ihr jemand, der alle zentralen Funktionen übernehmen kann, um die äußerst komplexen Bewegungen auf dem Flughafen zu koordinieren und lebensbedrohliche Katastrophen zu vermeiden.

F. kann sehr anschaulich beschreiben, wie es ist, mit schlechten exekutiven Funktionen zu leben. Das Gefühl, sich nicht auf die automatische Verarbeitung und Rückmeldung von Informationen verlassen zu können, bedeutet, dass F. ständig Energie darauf verwenden muss, ihr eigener Kontrollturm zu sein. Man kann sich leicht vorstellen, dass dies sehr energieaufwendig und kräftezehrend ist.

»Wenn ein Flugzeug zwei Minuten Verspätung hat, wirkt sich das also auf den ganzen Tag aus«, sagt sie. »Das ändert alles, und ich muss meinen ganzen Tag umstellen, damit nichts schiefgeht. Wenn ein Flugzeug Verspätung hat, können sich andere Menschen ohne ADHS wahrscheinlich einfach in den bequemen Flughafensesseln zurücklehnen und darauf warten, dass die neuen Abflugzeiten auf den Bildschirmen aufblinken. Aber ich muss alles stehen und liegen lassen und auf die Start- und Landebahnen rennen, um alle Flugzeuge anzuhalten und alle Flugpläne zu ändern und dann zu versuchen, alles neu zu organisieren. Ich spüre die Panik aufkommen und bin die ganze Zeit so müde.«

Als »Nicht-ADHS-Flughäfen« mit intakten Exekutivfunktionen können wir uns darauf verlassen, dass das Kontrollturm-Personal alle Eventualitäten im Griff hat und automatisch ausgleichende Maßnahmen ergreifen kann. Aber für F. endet die kräftezehrende Arbeit nicht, wenn sie es endlich schafft, die Ordnung auf ihrem Flughafen wiederherzustellen.

Sie kann auch nicht, wie Menschen ohne ADHS, den Autopiloten des Flugzeugs einschalten, wenn es einmal gestartet ist, sondern muss es tagein, tagaus manuell weiterfliegen. Kein Wunder also, dass sie mittags erschöpft ist oder dass sie, wie sie es nennt, »Psychokollapse« hat, wenn sie morgens zur Arbeit kommt und die Sitzung, auf die sie sich vorbereitet hat, auf den Nachmittag verschoben wurde.

Und es ist auch nicht schwer zu verstehen, dass sie keine Energie für soziale Kontakte, Freizeitaktivitäten oder irgendetwas anderes hat, als sich in ein ruhiges Zimmer zu legen, alte Netflix-Serien zu schauen und zu hoffen, dass sie ihr überhitztes Gehirn ausruhen kann, bis am Morgen alles wieder von vorne losgeht.

Die ADHS-Maßnahmen, die F. nach der Diagnose erhalten hat, waren eine große Hilfe und ein Trost für sie. Sie können anderen vermitteln, dass sie Ruhe und Erholung braucht, und zwar auf eine Art und Weise, wie es Menschen ohne ADHS nicht tun. Das bedeutet nicht, dass sie eine Person ist, die am besten allein zurechtkommt und soziale Anlässe meiden sollte, wie sie früher dachte. Die Zeiten, in denen sie sich zu sehr zurückzog, haben ihre

Stimmung und ihre Gesundheit verschlechtert, und sie fühlte sich tendenziell unglücklich und einsam.

Stattdessen hat F. gelernt, sich nicht mit anderen zu vergleichen, deren Gehirne anders verdrahtet sind. Sie muss lediglich Pausen vor und nach multisensorisch belastenden Situationen einplanen. Auch hier gilt: Für die meisten Menschen laufen die superkomplexen Berechnungen und alternativen Handlungspläne des Gehirns automatisch und mit viel weniger Aufwand ab, und es kann schwer zu verstehen sein, wie jemand, der nicht mit dieser Fähigkeit geboren wurde, das Leben erlebt und sich abmüht, durch den Tag zu kommen. Aber F.s brillante Analogie gibt uns ein gründliches Verständnis für ihre täglichen Herausforderungen.

Über die Kunst, zur falschen Zeit zu tagträumen

Es ist allgemein bekannt, dass es Menschen mit ADHS schwerfällt, sich zu fokussieren, sich zu konzentrieren und aufmerksam zu sein, wenn dies von ihnen verlangt wird. Wenn Aufgaben monoton oder nicht ausreichend stimulierend sind, verlieren viele Menschen mit ADHS die Konzentration, da das Gehirn nach aufregenderen Informationen sucht, die es beschäftigen und wachhalten können. Eine Theorie besagt, dass das ADHS-Gehirn Schwierigkeiten hat, zwischen parallelen Netzwerken umzuschalten, die an der Ausführung einer Aufgabe beteiligt sind.

Diese beiden Netzwerke werden häufig als Ruhezustandsnetzwerk – das wir der Einfachheit halber als Tagträumer-Gehirn bezeichnen können – und als aufgabenpositives Netzwerk oder zentrales exekutives Netzwerk bezeichnet, das wir als Problemlöser-Gehirn bezeichnen können. [108]

Wir können uns das so vorstellen, dass der »Bildschirmschoner« im Tagträumer-Gehirn aktiviert wird, wenn wir uns nicht so sehr auf eine Aufgabe konzentrieren müssen, sondern unsere Gedanken schweifen lassen können. Wir erwarten jedoch auch, dass unser Problemlöser-Gehirn aktiv bleibt, wenn wir anspruchsvolle Aufgaben ausführen. In diesem Modus müssen wir auf unsere früheren Erfahrungen in ähnlichen Situationen, unser logisches Denkvermögen und unser Arbeitsgedächtnis zurückgreifen.

Die meisten Menschen können so effizient zwischen diesen Netzwerken wechseln, dass sie sich dessen nicht einmal bewusst sind. Sie aktivieren einfach die Strukturen und Netzwerke, die höhere geistige Funktionen erfordern, wenn sie komplexe Aufgaben erledigen, und schalten auf das Tagträumer-Netzwerk um, wenn sie Routineaufgaben erledigen.

Viele Menschen mit ADHS beschreiben jedoch, dass die Verdrahtung zwischen den beiden Netzwerken fehlerhaft zu sein scheint. Dies kann sie in unangenehme und auch gefährliche Situationen bringen. Jemand, der mit Maschinen arbeitet, könnte zum Beispiel leicht mehr als eine Fingerspitze verlieren, wenn er sein Tagträumer-Gehirn in einem kritischen Moment einschaltet, und es ist oft äußerst schwierig, eine Matheaufgabe zu lösen, wenn sich der Bildschirmschoner des Gehirns zur falschen Zeit aktiviert.

Viele Mädchen und Frauen mit ADHS beschreiben, wie frustrierend es sein kann, wenn ihre Gedanken in Situationen abschweifen, in denen sie sich wirklich konzentrieren und aufmerksam sein müssen. Sie haben das Gefühl, dass ihr Gehirn sie im Stich lässt, obwohl sie eigentlich wissen, dass sie etwas leisten könnten, wenn ihr Gehirn nur anfinge, *mit* ihnen und nicht *gegen* sie zu arbeiten. Viele werden zugeben, wie demoralisierend es ist, von ihren ahnungslosen Kollegen oder Verwandten gesagt zu bekommen, man solle sich »zusammenreißen«. Ständig daran erinnert zu werden, wie das eigene Gehirn einen selbst im Stich lässt und die Erwartung anderer nicht erfüllt, macht selbst den selbstbewusstesten Menschen kaputt.

K. und die Karriere

K. kehrte nach einem Mutterschaftsurlaub für ihr zweites Kind an ihren Arbeitsplatz zurück, nachdem sie sich von dem Vater ihres ersten Kindes vor dessen erstem Geburtstag getrennt hatte. Glücklicherweise sind sie noch gut befreundet. Weniger glücklich ist, dass ihr Ex mit seiner neuen Familie in einer anderen Stadt lebt, und das Hinbringen, Abholen und die Eingliederung des kleinen P. in die Vorschule zu organisieren, ist neben den neuen beruflichen Verpflichtungen und der verzögerten Hausrenovierung sicherlich kein Kinderspiel.

Nachdem bei K. nach ihrer ersten Schwangerschaft ADHS diagnostiziert worden war, verstand sie sich selbst und ihre Schwächen besser, hatte aber das Gefühl, dass es noch lange dauern würde, bis sie sich auf ihre neuen Strategien verlassen könnte. Sie wusste nicht, ob sie ihrem neuen Chef und ihren Kollegen von ihrer Diagnose erzählen sollte – würde dies mehr Verständnis und Unterstützung bedeuten oder würde es ihren beruflichen Aufstieg beeinträchtigen? Ihre Erfahrungen damit, wie andere auf ihre ADHS-Untersuchung und -Diagnose reagierten, waren bisher nicht ermutigend gewesen.

»Direkt nach der Untersuchung war ich so erleichtert und voller Optimismus«, sagte sie. »Es war, als ob jemand zum ersten Mal wirklich sah, womit ich zu kämpfen hatte – als ob ich in der Lage wäre, Berge zu versetzen, indem ich mich selbst verstehe. Ich nahm nach der Diagnose an einem Gruppenkurs teil, und das Gefühl, nicht allein zu sein, ließ mich wirklich wachsen. Es war, als ob ich endlich meine Gemeinschaft gefunden hätte. Es war so beeindruckend, Gleichgesinnte zu treffen, die verstanden, worauf ich hinauswollte, bevor ich es überhaupt laut ausgesprochen hatte.

Und auch meine Medikamente waren ein Geschenk des Himmels. Dennoch hatte ich das Gefühl, dass ich, sobald ich die ADHS-Klinik verließ, direkt gegen eine Wand aus Vorurteilen und Ignoranz prallte. Ich musste mich ständig für meine Diagnose und meine Medikamente rechtfertigen und sie auf eine Weise erklären, wie es bei Menschen mit Diabetes oder Bluthochdruck wohl nicht der Fall ist. Auch diese Diagnosen sind äußerlich nicht sichtbar, aber nur wenige Menschen würden vorschlagen, dass ein Diabetiker versuchen sollte, seinen Blutzucker durch Willenskraft statt durch Insulin zu regulieren, oder? Oder dass es in Ordnung ist, mit hohem Blutdruck zu leben, nur weil es ›natürlich‹ ist.«

Wenn K. bei der Arbeit offen über ihre ADHS sprechen könnte, könnten sie und ihr Chef eine Lösung finden und ihre Effizienz ver-

bessern, wodurch das Risiko eines erneuten Burnouts verringert würde. In letzter Zeit gibt es an vielen Arbeitsplätzen eine Bewegung, die darauf abzielt, diverseres Personal anzuziehen. Viele Arbeitgeber bieten Schulungen zur Sensibilisierung der Mitarbeiter für Neurodiversität an und haben Maßnahmen zur Berücksichtigung neurodiverser Mitarbeiter entwickelt oder arbeiten daran. Es gibt ein breites Angebot an Kursen und Ausbildern, mit denen Arbeitgeber den Arbeitsplatz für ihre Mitarbeiter gestalten können.

Dies sind positive Schritte, aber psychiatrische Diagnosen sind immer noch mit einem Stigma behaftet, und K. hat das Gefühl, dass die Gefahr besteht, dass etwaige Probleme oder Komplikationen auf ihre ADHS-Diagnose zurückgeführt werden könnten.

Auch wenn K.s Arbeitsplatz und ihr Arbeitgeber derzeit nicht auf ADHS oder neurodiverse Menschen eingestellt sind, würden viele erfahrene Ärzte und Wissenschaftler vermuten, dass K. davon profitieren könnte, wenn sie am Arbeitsplatz offen über ihre Erkrankung spräche. Sie würden argumentieren, dass nicht das »diagnostische Label« die Ursache für die Diskriminierung von ADHS ist, sondern die Schwierigkeiten und Verhaltensweisen selbst, die Menschen mit psychiatrischen Diagnosen stigmatisieren. Wenn dies der Fall ist, brauchen sich die Arbeitnehmer keine Sorgen zu machen, dass sie durch ihre Diagnose abgestempelt werden, und sie können von einer Diagnose, einer raschen Behandlung und den entsprechenden Vorkehrungen sowohl am Arbeitsplatz als auch zu Hause nur profitieren.

11 Leistung versus Funktion

Es gibt viele Erwachsene mit ADHS, die fantastische Leistungen erbringen, aber dennoch schlecht funktionieren. Eine ADHS-Untersuchung beinhaltet immer auch eine Einschätzung darüber, wie hoch der Grad der Funktionsbeeinträchtigung im Alltag ist. Das Begutachtungsteam besteht in der Regel aus einem Psychologen und einem Psychiater, die Untersuchung kann aber auch durch eine arbeitstherapeutische Begutachtung ergänzt werden, damit die verschiedenen Aspekte der Funktionsbeeinträchtigung erfasst werden. Ziel ist es immer, festzustellen, wie jemand in seinem Alltag funktioniert und welche Folgen seine ADHS-Symptome haben, und individuelle Maßnahmen und Anpassungen vorzuschlagen. Wir sind oft schnell dabei, die herausragenden Leistungen einer Person in einem bestimmten Bereich zu würdigen und dies als Beispiel für Erfolg, Glück und hohe Funktionalität anzuführen. Dies kann jedoch völlig losgelöst von den eigenen Erfahrungen der Person sein. Daher besteht die Gefahr, dass wir nicht das ganze Bild sehen, wenn wir uns nur auf die Oberfläche konzentrieren und nicht tiefer untersuchen, wie ihr Leben wirklich funktioniert.

Der Unterschied zwischen Funktion und Leistung

Es kann bedauerlich sein, wenn andere nicht sehen, was bei Frauen und Mächchen schlecht funktioniert, und stattdessen nur über die Bereiche jubeln, in denen es gut läuft. Bei vielen Menschen mit ADHS wird Leistung oft auf Kosten anderer wichtiger Lebensbereiche erreicht. Es gibt viele Frauen, die hervorragende Unternehmerinnen, Künstlerinnen oder Journalistinnen sind und dennoch nicht in der Lage sind, sich um ihre Gesundheit, ihr Zuhause oder ihre Familie zu kümmern.

Wenn andere ganz bewusst die performative (nach außen gezeigte) Seite einer Person feiern und fördern, besteht die Gefahr, dass andere, möglicherweise wichtige Facetten ihres Lebens vernachlässigt werden. Frauen mit ADHS sprechen oft über genau dieses Phänomen – darüber, dass sie in Beziehungen scheitern und sich einsam fühlen, während sie etwas erreichen wollen. Dies ist wahrscheinlich nicht nur bei Frauen mit ADHS der Fall, aber meiner Erfahrung nach ist es ein gemeinsames Merkmal in vielen ihrer Geschichten.

ADHS hindert Menschen oft daran, ihr volles Potential auszuschöpfen. Man kann sich gut vorzustellen, dass ihre Energie im Laufe des Tages nachlässt, weil sie nicht in der Lage sind, sich wiederholende, manuelle Prozesse zu automatisieren. Die Kollegen wundern sich vielleicht, warum eine Frau mit ADHS schon vor der Kaffeepause schwächelt. Und viele Frauen mit ADHS wissen, dass sie sich entscheiden müssen, ob sie ihre Arbeit erledigen oder sich mit Freunden treffen wollen.

Wenn wir nur die Leistungen einer Person sehen, ist es leicht, die Situation zu vereinfachen. Wir haben eine erfolgreiche Frau und eine Überfliegerin vor uns. Man kann davon leicht beeindruckt und sogar neidisch sein. Aber bei Frauen mit ADHS gibt es immer auch eine Kehrseite des Erfolgs, und die ist meist alles andere als glamourös.

Hyperfokus, ein Zustand, in dem man alles mit einer solchen Leichtigkeit erlebt, dass man das Gefühl für Zeit und Raum verliert, ist etwas, mit dem viele ADHS-Betroffene vertraut sind. Dieses Gefühl wird oft als etwas Positives angesehen. Dennoch berichten viele Frauen mit ADHS von dem Wunsch, ihr Energieniveau regulieren zu können, und die meisten würden den Erfolg gerne gegen die Fähigkeit eintauschen, ihren inneren Regler rechtzeitig zu stellen. Die Notwendigkeit, sich zu erholen, wenn die Gelegenheit zu spät kommt, kann die Energie, die Leidenschaft und die Kapazität einer Person erschöpfen, und schließlich kann es immer schwieriger werden, nach diesen »Hyperfokus-Räuschen« zu einer Art Normalität zurückzukehren. Depressionen, Burnout und ein Gefühl ständiger Müdigkeit und Erschöpfung sind bei Frauen mit ADHS stark überrepräsentiert.

Schlimmstenfalls kann das Gerede über ADHS als Superkraft dazu führen, dass sich Betroffene und ihre Familien, Freunde und Kollegen zu sehr auf einen einzigen Aspekt ihrer ADHS konzentrieren, ohne andere Aspekte zu verstehen, die zunehmend problematisch werden können.

Es ist grundsätzlich gut, die Menschen zu ermutigen, ihre Stärken zu nutzen und auszuschöpfen, aber die Instrumente, die ihnen zur Verfügung stehen, um sich um die weniger attraktiven Seiten ihrer »Superkraft« zu kümmern, dürfen nicht übersehen werden. Es muss Raum für Erholung und Ruhe geschaffen werden. Etwas zu leisten ist eine Sache, zu funktionieren eine ganz andere.

Wenn Beispiele erfolgreicher Menschen mit ADHS angeführt werden, kommt man nicht umhin, sich zu fragen, ob im Schatten dieser begabten und hochgelobten Genies (überwiegend männlichen Geschlechts, wohlgemerkt) nicht auch eine Menge erschöpfter und ausgelaugter Partner, Kinder, Kollegen und Freunde stehen.

Metakognition – Gedanken über das eigene Denken

Kognition ist, wie bereits erwähnt, ein weit gefasster Begriff, der unsere Fähigkeit bezeichnet, zu denken und Informationen zu verarbeiten, und ein Sammelbegriff für die komplexen Prozesse und Fähigkeiten des Gehirns. Gedächtnis, Aufmerksamkeit, Wachsamkeit und exekutive Funktionen sind verschiedene Teile unserer Kognition, und es ist üblich, dass sowohl Kinder als auch Erwachsene mit ADHS Schwierigkeiten in einem oder mehreren Aspekten ihrer kognitiven Funktionen haben.

Einige dieser kognitiven Funktionen, wie das Arbeitsgedächtnis, die Verarbeitungsgeschwindigkeit und die verbalen Fähigkeiten, sind quantifizierbar und können mit Hilfe neuropsychologischer Tests erklärt werden, die häufig Bestandteil einer ADHS-Bewertung sind. Andere, wie z. B. die Emotionsregulation und die Wachsamkeit, sind jedoch weniger eindeutig. Manchmal sprechen wir auch von Metakognition oder unserer Fähigkeit, über unsere kognitiven Funktionen und Fähigkeiten nachzudenken. Mit anderen Worten: die Art und Weise, wie wir darüber nachdenken, wie wir denken, empfinden und uns verhalten. Menschen mit starken intellektuellen Fähigkeiten haben oft auch starke metakognitive Fähigkeiten. Aber das ist nicht immer der Fall. Und hier können die Dinge für Menschen mit ADHS zusätzlich kompliziert werden, insbesondere für Menschen mit einem hohen IQ.

Metakognition lässt sich in zwei Bereiche unterteilen: das Wissen über die eigenen kognitiven Prozesse und die Steuerung der eigenen Gedanken und Verhaltensweisen auf der Grundlage dieses Wissens. Die Kluft zwischen den intellektuellen metakognitiven Fähigkeiten und den kognitiven Funktionen wie den exekutiven Funktionen wird manchmal schmerzlich deutlich, wenn man mit ADHS lebt.

Darüber hinaus gibt es Überschneidungen zwischen der Art und Weise, wie das Gehirn Informationen verarbeitet (d. h. seinen globalen exekutiven Funktionen) und der Intelligenz (d. h. seinen logischen, flüssigen, verbalen Fähigkeiten zusammen mit seinem Arbeitsgedächtnis und seiner Verarbeitungsgeschwindigkeit), die jedoch bei Menschen mit ADHS nicht besonders ausgeprägt sind. Es gibt viele hochbegabte Menschen mit ADHS, die in einem ständigen Konflikt zwischen dem, was sie wissen, dass sie erreichen sollten, und dem, was sie tatsächlich erreichen, stehen.

Wenn Sie begabt sind und trotzdem nicht die Leistungen erbringen, die Ihrem Potential entsprechen, werden Sie wahrscheinlich ein ständiges Gefühl der Unzulänglichkeit verspüren. Das lebenslange Gefühl, sozial, akademisch und beruflich versagt zu haben, ist ein fruchtbarer Boden für ein schwaches Selbstwertgefühl. Neuropsychologische Tests sind ein wichtiger Bestandteil der ADHS-Bewertung. Wenn wir bei der Untersuchung die intellektuellen Fähigkeiten, die exekutiven Fertigkeiten und die ADHS-Symptome einer Person erfassen und die Unterschiede zwischen ihrer ADHS und ihren Talenten hervorheben, verfügen wir über hervorragendes Material dafür, die zukünftige Behandlung und Therapie zu beeinflussen. Viele Mädchen und Frauen mit ADHS haben erst dann eine Chance, ihr Selbstbild zu reparieren und ihr Vertrauen in die Zukunft wiederzufinden, wenn sie verstehen, wie diese komplizierten Prozesse zusammenhängen.

Bei der Behandlung von ADHS geht es nicht darum, jemanden dazu zu bringen, »durchzuhalten« oder »loszulassen«. Es geht darum, Unterschiede auf einer tieferen Ebene zu würdigen, zu respektieren und zu wissen, dass ADHS eine lebenslange Beeinträchtigung ist. Die Behandlung und das Umfeld können dann passend daran ausgerichtet werden.

O. und ihre Gedanken über das Denken

O. sitzt in der ersten Reihe und sieht sich den Film über ihr eigenes Leben an, der sich vor ihren Augen abspielt. Sie sagt oft, dass es ganz offensichtlich ist, dass ihr eigenes Gehirn die Entwicklung der Filmhandlung behindert. Es ist so deutlich, sagt sie, und doch scheint es unmöglich zu sein, den Verlauf zu ändern.

»Sicher, es ist ärgerlich, dass alle anderen sich über mein ›ADHS-Verhalten‹ wundern und es verurteilen. Tatsächlich bin ich oft noch härter zu mir selbst. Warum mache ich es dieses Mal nicht einfach richtig? Warum widerstehe ich dem Gefühl oder dem Impuls nicht einfach, halte durch und komme ausnahmsweise mal auf der anderen Seite heraus? Warum sehe ich mich immer wieder die Hauptrolle in einem Film spielen, der jedes Mal auf die gleiche Weise endet?

Dass ich eigentlich ziemlich clever bin, war eine der Erkenntnisse meiner ADHS-Untersuchung, die am schwersten zu verdauen war. Meinem Psychologen zufolge habe ich einen IQ von 153. Ich, die ich immer versucht habe, mein großes Geheimnis zu verbergen, dass ich an der Grenze zur intellektuellen Behinderung stehen muss oder geistig zurückgeblieben bin, wie man früher sagte. Und das ist wirklich keine absurde oder unvernünftige Schlussfolge-

rung – schließlich ist es mir schon immer schwergefallen, selbst die einfachsten Dinge so zu machen, wie ich sie haben wollte. Ich weiß nicht so recht, was ich mit dieser neuen Information anfangen soll. Sie ist in vielerlei Hinsicht bittersüß. All die negativen, erniedrigenden, herabsetzenden Dinge, die ich im Laufe der Jahre über mich und meinen Intellekt gedacht und gesagt habe. All die Dinge, die in der Theorie so offensichtlich und einfach zu sein scheinen, aber einfach nicht erledigt werden. Und all die Traurigkeit, weil ich mich als Außenseiterin fühle, die weder Glück noch Erfolg verdient. Ich schätze, es wird ein langer Weg sein, aber zumindest habe ich jetzt mit einem neuen Drehbuch begonnen.«

Die Probleme, die viele begabte Menschen mit ADHS beschreiben, sind wahrscheinlich nicht in erster Linie das Ergebnis guter metakognitiver Fähigkeiten oder intellektueller Stärke. Sie haben vielmehr damit zu tun, dass die zugrundeliegenden kognitiven Fähigkeiten so ungleichmäßig und so unangepasst sind. Die Kombination aus starken intellektuellen Fähigkeiten und verminderten exekutiven Fähigkeiten ist selten ein Segen für Selbstwertgefühl und Selbstvertrauen.

ADHS und Lebensweisheit

Dilip V. Jeste ist ein US-amerikanischer Psychiater und Neurologe, der die uralten mythologischen Inhalte des hinduistischen Gedichtes *Bhagavad Gita* mit moderner Neurowissenschaft kombiniert hat, um das Konzept der Weisheit zu ergründen.

Jeste schreibt über verschiedene Aspekte dessen, was wir als Weisheit definieren. Wenn wir seine Ideen über Weisheit betrachten, können wir verstehen, warum viele Menschen mit ADHS sich häufig nicht als besonders klug betrachten, unabhängig von ihrem Intelligenzniveau. [114]

Zunächst geht es bei Jeste um soziale Kompetenz und Offenheit. Dies betrifft unsere Fähigkeit, die Gedanken und Meinungen anderer zu verarbeiten, die sich von unseren eigenen unterscheiden können. Auch unsere Fähigkeit zu Empathie, unser Interesse an anderen und das Ausmaß, in dem wir andere bei unseren Entscheidungen berücksichtigen, sind davon betroffen.

Viel problematischer wird es jedoch, wenn Jeste einige der wichtigsten Merkmale von Weisheit hervorhebt, die in krassem Gegensatz dazu stehen, wie viele Menschen mit ADHS sich selbst beschreiben würden. In Jestes Modell erfordert Weisheit emotionale Regulierung, Selbsterkenntnis und Entschlossenheit, d.h. Kontrolle über die eigenen Emotionen und die Art, wie sie ausgedrückt werden.

Probleme im Bereich der Selbsterkenntnis und Selbstbeobachtung erschweren es, Entscheidungen auf der Grundlage des bestmöglichen Wissens zu treffen. Menschen mit ADHS stellen oft fest, dass Dinge auf unvorhersehbare Weise schieflaufen, und sie merken, dass sie immer wieder unüberlegte Entscheidungen treffen, die auf zu wenig Informationen beruhen. Wenn wir Jestes Argumentation über Weisheit akzeptieren, ist es nicht schwer zu verstehen, dass sich wirklich intelligente und begabte Menschen mit ADHS trotzdem sehr dumm fühlen können.

Mit der richtigen Unterstützung und wirksamen Strategien können diese Schwierigkeiten bewältigt und kompensiert werden, vorausgesetzt, man versteht sie richtig. Dies ist wahrscheinlich der Grund, aus dem wir von so vielen sehr klugen *und* weisen Menschen mit ADHS umgeben sind.

Ä. und das grüblerische Gehirn

Ä. wollte über ihre Unfähigkeit sprechen, selbst die unbedeutendsten Entscheidungen zu treffen, und über ihre Neigung, über Dinge nachzudenken, die schiefgelaufen sind, oder über Situationen, in denen sie schlechte Entscheidungen getroffen hat.

»Es ist schon seltsam. Ich bin so vergesslich und abgelenkt, aber ich scheine das Gedächtnis eines Elefanten zu haben, wenn es um Dinge geht, die ich am liebsten vergessen würde. Selbst mit 38 Jahren kann ich mich immer noch an dumme Dinge erinnern, die ich in der Schule zu jemandem gesagt habe oder vor einem Jahrzehnt bei der Arbeit getan habe. Ich kann mich völlig in meinen eigenen Gedankenschleifen darüber verlieren, was ich falsch

gemacht habe, was ich hätte tun sollen und warum ich es nicht einfach getan habe. Das sind meist Situationen, in denen ich das Gefühl habe, dass ich mich völlig blamiert habe.

Mich quält dieses Grübeln. Ich weiß, dass das, was geschehen ist, nicht mehr rückgängig gemacht werden kann, und der rationale Teil meines Gehirns sagt mir, dass die anderen es wahrscheinlich schon längst vergessen haben. Wenn sie es denn überhaupt bemerkt haben.

Als ich meine ADHS-Untersuchung machte, sagte mir meine Psychologin, dass Menschen mit ADHS häufig über Dinge grübeln. Sie sagte, dass eine der Folgen eines Lebens mit Impulsivität, Aufmerksamkeitsdefiziten und verminderten exekutiven Fähigkeiten darin besteht, dass Entscheidungen manchmal zu schnell mit zu wenig oder den falschen Informationen getroffen werden. Da fiel bei mir der Groschen – bei mir, die ich schon so oft Mist gebaut habe –, dass das Grübeln ein dysfunktionaler Abwehrmechanismus sein könnte, um nicht so viele schmerzhafte Fehler zu machen.

Das Prinzip dahinter wäre, dass das Grübeln mich davon abhalten sollte, das Falsche zu tun und mich zu blamieren. Doch anstatt dies zu verhindern, schuf das Grübeln ein weiteres Hindernis, das meine Wahrnehmung von sozialen Signalen blockierte. Was also als Schutz gedacht war, ist zu einem endlosen Ping-Pong-Spiel in meinem Kopf geworden, das mir nur noch mehr Leid und Misserfolg beschert.

Die Erkenntnisse und die Unterstützung, die ich seit meiner ADHS-Diagnose erhalten habe, waren eine große Hilfe, nicht zuletzt für meine Tendenz, über Dinge nachzugrübeln. Die ersten Medikamente, die ich bekam, machten mich jedoch noch starrer in meinem Denken und ich verzettelte mich noch mehr in meinen eigenen Gedanken. In dieser Zeit fiel es mir noch schwerer als vor der Einnahme der Medikamente, flexibel und offen zu denken. Das zweite Medikament, das ich ausprobiert habe, hatte diesen Nachteil nicht und hat mir sehr geholfen.

Es ist nicht so, dass eine Pille per se hilft, meine Neigung zum Grübeln zu beseitigen, aber sie hat mir geholfen, Ratschläge anzu-

nehmen und bessere Strategien zu finden. Mein Grübeln ist nicht mehr tägliche Ursache für Leiden oder Hindernisse.

Vor meiner ADHS-Diagnose habe ich mehrere Kognitive Verhaltenstherapien gemacht, aber sie hatten nie eine dauerhafte Wirkung, und ich verfiel innerhalb weniger Wochen immer wieder in den gleichen Grübeltrott. Es ist großartig, dass es jetzt zu funktionieren scheint, dass die gleichen Ratschläge und Informationen tatsächlich eine Wirkung auf mich haben. Es sieht so aus, als ob nicht mehr Fakten hinzugefügt werden mussten, sondern dass ich auf einer tieferen Ebene verstehen musste, warum sich mein Gehirn so leicht an Dingen aufhängt. Die Einsicht in die Funktionsweise meines ADHS-Gehirns hat es mir ermöglicht, bestimmte Gedankenschleifen loszulassen und mich damit abzufinden, dass ich all die Ping-Pong-Aufschläge, die mein Gegner – mein ADHS-Gehirn – auf mich abfeuert, nicht erwidere.«

12 Die Jahre vergehen, ADHS bleibt

Die meisten Studien stimmen darin überein, dass etwa 5–7 Prozent aller Kinder und Jugendlichen die Kriterien für eine ADHS-Diagnose erfüllen. Aber wie viele ältere Menschen mit ADHS kennen Sie? Oft wurden die Schwierigkeiten dieser Menschen von anderen als hoffnungsloser Fall oder als reine Faulheit abgetan. Doch heute beginnen viele ältere Menschen, oft weil sie ihre eigenen Schwierigkeiten in ihren Kindern oder Enkeln widergespiegelt sehen, über ihre eigenen Lebenskämpfe nachzudenken und ihre eigenen Lebensmuster neu zu bewerten.

Sie beschreiben oft ein Leben mit Gegenwind, aber auch mit dem unbändigen Wunsch, es einfach noch einmal zu versuchen, oft mit einer befreienden Selbstdistanz und Pragmatismus.

ADHS und das Leben in Einsamkeit

Viele werden sagen, dass sie endlich verstehen, warum ihre eigene Kindheit so chaotisch und konfliktreich war. Allein diese Einsicht kann sehr heilend sein, auch wenn sie ein oder zwei Generationen zu spät kommt. Viele werden von einem Leben berichten, das von Phasen der Erschöpfung, Trennungen im Arbeits- und Beziehungsleben, von einer unverständlichen und verurteilenden Umgebung und von einem schwindenden Selbstwertgefühl geprägt war. Viele werden auch Strategien gefunden haben, die ihnen zeitweise geholfen haben, wenn Arbeit, Familie und vielleicht ein unterstützender Partner Struktur und Routinen geschaffen haben. Aber es gibt auch viele, die darüber sprechen, wie diese Rahmen und Routinen in Zeiten des Wandels zusammenbrechen, wenn sich das Arbeitsleben ändert oder wenn sie einen geliebten Lebenspartner verlieren, der unbemerkt absolut entscheidende Unterstützung und Struktur geboten hat.

Es ist noch gar nicht so lange her, da war es noch sehr ungewöhnlich, Erwachsene auf ADHS zu untersuchen und zu diagnostizieren. Trotz der rasch zunehmenden Erforschung von ADHS bei Erwachsenen ist die Zahl der Studien, die untersuchen, wie sich ADHS auf das Leben von Erwachsenen mittleren Alters und über 50 auswirkt, immer noch begrenzt. Alle Studien stimmen darin überein, dass ADHS eine wichtige und beeinträchtigende Störung ist, auch bei Erwachsenen mittleren Alters und älteren Erwachsenen. [27] [41] [42] [64] [110] In der Realität hat jedoch die große Mehrheit der älteren Erwachsenen, die mit ADHS leben, keine offizielle Diagnose.

Gegenwärtig ist es daher recht ungewöhnlich, dass bei Frauen über 65 Jahren ADHS diagnostiziert wird. Infolgedessen wird eine beträchtliche Anzahl von Frauen mittleren und höheren Alters ihr Leben lang mit Schwierigkeiten aufgrund von ADHS zu kämpfen haben, ohne jemals die richtige Unterstützung und Behandlung zu erhalten.

Ein besseres Verständnis darüber, wie sich die neuropsychiatrischen Diagnosen in den verschiedenen Lebensphasen manifestieren, ist für uns von großem Nutzen. Frauen mit ADHS haben nicht nur ein höheres Risiko für Komorbiditäten (Begleiterkrankungen), sondern auch für lebensstilbedingte Krankheiten wie Fettleibigkeit, Herz-Kreislauf-Erkrankungen, Magen-Darm-Erkrankungen und Schmerzen. [55] Selbst wenn bei diesen Frauen keine formale ADHS-Diagnose gestellt wurde, sind sie also häufig bereits Patientinnen im Gesundheitssystem, die wegen anderer Erkrankungen medizinisch behandelt werden.

Wir können viele der negativen gesundheitlichen Folgen verhindern, wenn wir ADHS aus einer Generationen- und Lebensverlaufsperspektive betrachten. Die überwiegende Mehrheit der Frauen mittleren Alters und älterer Frauen mit ADHS hat ihr gesamtes bisheriges Leben gelebt, ohne die Muster der wiederholten Beeinträchtigungen und Misserfolge zu verstehen. Ältere Frauen mit ADHS beschreiben, genau wie jüngere Frauen, dass sie sich aufgrund ihrer Persönlichkeit anders und abgelehnt fühlen. Sie berichten aber auch, dass es ihnen nach der Diagnose leichter fällt, sich selbst zu akzeptieren und wirksame Strategien für den Umgang mit ihren Schwierigkeiten zu finden, auch zu einem späteren Zeitpunkt im Leben. [49]

ADHS, Demenz, oder beides?

In der Vergangenheit galt ADHS als eine Diagnose, die hauptsächlich jungen Menschen vorbehalten war. Daher gibt es nur wenige Untersuchungen über das Risiko altersbedingter Störungen wie Demenz. Da wir jedoch inzwischen wissen, dass ADHS häufig bis ins Erwachsenenalter andauert, steigt das Interesse an den langfristigen Erscheinungsformen und Folgen.

Die Unterscheidung zwischen ADHS und altersbedingten neurodegenerativen Erkrankungen kann schwierig sein, zumal einige der geistigen Beeinträchtigungen, die für ADHS charakteristisch sind – wie Unaufmerksamkeit, Vergesslichkeit, verringerte geistige Widerstandskraft und Schwierigkeiten beim Organisieren oder bei Multitasking –, auch frühen Anzeichen von Demenz bei älteren Menschen ähneln. Darüber hinaus können psychiatrische Symptome wie Schlafstörungen, Depressionen und Angstzustände bei Demenz häufig auftreten und bei Erwachsenen mit ADHS weit verbreitet sein. Dies kann unser Verständnis der Ursache der Symptome beeinträchtigen, die wir bei älteren Menschen sehen, die wegen ihres wahrgenommenen Gedächtnisverlusts und ihrer alltäglichen Funktionsfähigkeit klinische Hilfe suchen.

Wir wissen derzeit zu wenig, um genau sagen zu können, warum, aber ADHS korreliert mit einem erhöhten Demenzrisiko. Die derzeitigen Erkenntnisse lassen vermuten, dass es wahrscheinlich nicht an der ADHS liegt, sondern eher daran, dass die üblichen Risikofaktoren für Demenz wie Übergewicht, Rauchen und potenziell schädlicher Alkoholkonsum bei Menschen mit ADHS häufiger anzutreffen sind. [13] Forscher untersuchen derzeit, ob durch den Stress, den ADHS auf ein alterndes Nervensystem ausübt, ein höheres Demenzrisiko entsteht.

Nach einer körperlichen Untersuchung, bei der andere Ursachen sorgfältig ausgeschlossen werden, kann die Diagnose Demenz in vielen Fällen verworfen werden. Bei Frauen mit ADHS werden wir stattdessen feststellen, dass die Probleme, für die sie Hilfe suchen, schon ihr ganzes Leben lang in verschiedenen Formen vorhanden waren.

Derzeit gibt es keine evidenzbasierten Leitlinien für die pharmakologische Behandlung von ADHS bei Menschen über 65 Jahre, was vor allem daran liegt, dass diese Altersgruppe von Studien zur Wirksamkeit und Sicherheit von Medikamenten ausgeschlossen wurde. In der klinischen Praxis läuft dies auf eine Risiko-Nutzen-Bewertung hinaus, bei der der Schweregrad der ADHS-Symptome, der prognostizierte Nutzen sowie die individuellen Risikofaktoren der Medikation gegen die Folgen einer unbehandelten ADHS abgewogen werden.

Wichtig ist, dass es sowohl für junge als auch für ältere Frauen nie zu spät ist, neue, gesündere Gewohnheiten zu entwickeln. Unter den richtigen Umständen können wir alle lebensstilbedingten Risikofaktoren, die mit ADHS verbunden sind, ändern und beeinflussen.

Ö. und der Wunsch, betäubt zu werden

Ö. war 72 Jahre alt, als sie zu einer ADHS-Untersuchung in meine Praxis kam. Sie war müde und einsam und beschrieb ein Leben voller Probleme, die sie verstehen wollte.

»Ich hatte schon immer diese Art innerer Unruhe. Als ich ein kleines Mädchen war, wollte ich nie schlafen. Ich war laut, lärmend und frech und saß mehr außerhalb als innerhalb des Klassenzimmers, wenn ich mich recht erinnere. Trotzdem hatte ich das Gefühl, beliebt zu sein, und ich glaube, ich wurde von den Erwachsenen und den Lehrern akzeptiert, auch wenn ich ziemlich ungewöhnlich war für ein Mädchen, vor allem damals. Aber seit der

Grundschule wurde mein Leben von dem Bedürfnis beherrscht, dieser ständigen Unruhe nachzugeben. Ich konnte nie schlafen, und als ich klein war, wurde ich sogar eine Zeit lang in eine psychiatrische Anstalt eingewiesen, weil meine Mutter völlig erschöpft war und die Ärzte nicht wussten, wie sie mir und meiner Energie Einhalt gebieten sollten. Ich bekam viele starke Medikamente und Beruhigungsmittel, und ich glaube, dass sie mich in meiner Kindheit manchmal damit vollpumpten, weil sie nicht wussten, was mit mir los war, und mich ruhigstellen wollten.

In meinen Teenagerjahren habe ich mich ständig beschäftigt gehalten. Ich lebte schnell und wild, ging auf viele Partys, brach mein Studium ab, reiste, fuhr Motorrad – ich tat alles, was mich etwas fühlen ließ. Oder besser gesagt, was mich davon abhielt, so viel zu fühlen. Ich hatte schon immer einen ständigen inneren Antrieb, der scheinbar keine Richtung hatte. Ich wollte einfach etwas tun, etwas erledigen, in Bewegung bleiben. Ich habe viel getrunken und hatte verschiedene Jobs und kurze Beziehungen. Mein großer Kummer sind meine drei Kinder, die drei verschiedene Väter haben und zu denen ich nie eine Bindung aufbauen konnte. Sie sind bei Verwandten, ihren Vätern und in sozialen Einrichtungen aufgewachsen, und heute wollen sie nichts mit mir zu tun haben. Ich nehme an, dass ich meine Enkel nie kennenlernen werde. Ich bin durch mein Leben gerannt und gerannt. Auch buchstäblich. Ich bin von einer Strategie zur anderen gesprungen, um diese Unruhe zu lindern. Eine Zeit lang bin ich gejoggt, bis meine Knie und eine Hüfte mich im Stich gelassen haben. Dann habe ich mich dem Alkohol und den Tabletten zugewandt, aber seltsamerweise hatte ich auch immer eine Art innere Handbremse, wenn es zu weit ging. Also habe ich immer darauf geachtet, nicht zu lange von ein und derselben Substanz, einem Medikament oder einer Lösung abhängig zu sein. Ich bin bei den Anonymen Alkoholikern und bei Narcotics Anonymous und in vielen anderen Selbsthilfegruppen. Das hilft bei einigen Dingen, aber nicht bei der Unruhe. Ich habe nie das Gefühl gehabt, dass ich nicht leben will. Ich habe nur das Gefühl, dass ich so nicht mehr leben kann. Mein Körper und meine Seele haben die Nase voll. Ich will nur, dass man mich betäubt.«

13 Persönliche und professionelle Behandlung

Viele Menschen empfinden Erleichterung und Hoffnung für die Zukunft, wenn sie ihre ADHS-Diagnose erhalten. Zumindest ist dies der Beginn eines neuen Lebens mit neuen Erkenntnissen und neuen Hilfsmitteln. Leider erhält aber nicht jeder die persönliche Behandlung und Unterstützung, die er sich erhofft hat.

BM. und ihre Behandlung

BM. hatte sich gerade einer Untersuchung unterzogen und ihre ADHS-Diagnose erhalten. Sie war erschüttert, aber auch erleichtert und ein wenig traurig über all die Jahre, die sie mit dem falschen Erklärungsmodell und den falschen Hilfsmitteln gelebt hatte.

»Während des Feedbacks sagte mir mein Psychologe, ich solle drei verschiedene ›Informationspakete‹ über meine ADHS ausarbeiten, die ich verschiedenen Menschen in meinem Umfeld vorlegen könnte. Das war unglaublich wertvoll und hat mir die Möglichkeit gegeben, zu meiner Geschichte zu stehen und mich all dem zu stellen, von dem ich nicht wusste, dass es kommen würde. Kommentare wie

›Eine kluge Frau wie Sie kann keine ADHS haben‹ oder ›Heutzutage hat doch jeder ein bisschen ADHS. Wenn ich zu einem Psychologen ginge, würde ich bestimmt auch diagnostiziert werden‹, sind häufig zu hören. Ich habe mich immer wieder in Diskussionen ertappt, bin in die Defensive gegangen, habe mich geärgert und aufgeregt, wenn die Leute solche dumme Bemerkungen fallen ließen. Ich wollte einfach nur schreien: ›Du musst wohl eine Behinderung haben! Und solange Ignoranz und Taktlosigkeit keine offiziellen Behinderungsdiagnosen sind, brauchst du dir keine Sorgen zu machen!‹ Aber mit meinen unterschiedlich großen ›Informationspaketen‹ bin ich jetzt vorbereitet und werde nicht mehr so emotional. Das ist besser für mich und auch besser für alle anderen.«

Multimodale Behandlung

Multimodale Behandlung ist die evidenzbasierte Behandlung, die für Kinder und Erwachsene mit der Diagnose ADHS empfohlen wird. Der Begriff »multimodal« bezieht sich auf den Zugang zu drei verschiedenen Arten – Modalitäten – der Behandlung: Psychoedukation (Aufklärung und Wissen über ADHS), kognitive Hilfen (Unterstützung im Alltag und assistierende Technologie) und Medikamente. [33]

Psychoedukation

Ein wichtiger Schritt hin zu einem besseren alltäglichen Funktionieren und Wohlbefinden nach einer ADHS-Diagnose besteht darin, mehr darüber zu erfahren, was ADHS ist und was es für jede einzelne Person bedeutet. Diese Unterstützungsmaßnahme wird als Psychoedukation bezeichnet und umfasst verschiedene Formen der ADHS-Aufklärung mit praktischen Ratschlägen für den Umgang mit praktischen Alltagsproblemen und deren Lösung.

Diese Art von Intervention kann in Form von Unterstützungsprogrammen für Eltern oder Gruppentreffen für Erwachsene und begleitende Angehörige angeboten werden. Ziel ist es, ihr Wissen über Behandlungsmöglichkeiten und gesellschaftliche Unterstützung zu verbessern und ihnen zu helfen, relevante und geprüfte Informationen zu finden, z. B. Artikel, Broschüren, Internetlinks und Interessengruppen.

Kognitive Hilfen – Unterstützung und Hilfsmittel für Gedächtnis und Alltagsfunktionalität

Kinder und Erwachsene mit ADHS benötigen oft konkrete Unterstützung dabei, ihr Leben zu strukturieren, den Alltag zu bewältigen, sich an Aufgaben zu erinnern und Termine einzuhalten. Diese kognitiven Hilfen sollen kognitive und exekutive Schwierigkeiten kompensieren und dabei helfen, den Tag zu planen, sich daran zu erinnern, mit etwas anzufangen, pünktlich zu kommen, Pausen zu machen und die Schlafqualität zu verbessern.

Dies kann von praktischen und relativ einfachen Lösungen wie Uhren, Erinnerungshilfen oder einer Gewichtsdecke bis hin zu fortschrittlicheren digitalen Hightech-Hilfsmitteln reichen, die Sie an die Einnahme Ihrer Medikamente erinnern oder Ihnen helfen, die Zeit abzuschätzen, die Sie für den Weg von einer Aktivität oder einer Verabredung zur nächsten benötigen.

Medikation

Ziel der medikamentösen Behandlung ist es, die mit ADHS zusammenhängenden Symptome zu lindern, die Funktionsfähigkeit im Alltag zu verbessern, die Lebensqualität zu erhöhen und häufige Folgen von ADHS wie geringes Selbstwertgefühl und psychiatrische und physiologische Erkrankungen zu verhindern.

Medikamente an sich bringen selten Ordnung in das Leben der Patienten. Sie setzen sich nicht hin und machen Ihre Hausaufgaben, und sie ordnen Ihr Leben auch nicht in einer Excel-Tabelle. Medikamente können eher als wichtiges Hilfsmittel gesehen werden, um das Leben so zu gestalten, wie man es braucht, wie eine Schwimmweste. Man muss immer noch schwimmen, aber es ist einfacher, wenn man nicht ständig untergeht und sich am Wasser verschluckt.

Wie der Lebensstil ADHS verbessern kann

Regelmäßige Bewegung ist für uns alle wichtig. Interessanterweise zeigt die Wissenschaft auch eindeutig, dass körperliche Aktivität für Sie besonders vorteilhaft ist, wenn Sie ADHS haben. Viele Studien kommen zur selben Schlussfolgerung: Bewegung kann einen positiven Einfluss auf die Reifung des Gehirns, die Entwicklung und das tägliche Funktionieren haben.

Bei körperlicher Betätigung, die unseren Puls und unsere Atemfrequenz über einen längeren, ununterbrochenen Zeitraum erhöht, werden bestimmte Hormone und Substanzen in unserem Blutkreislauf freigesetzt. Körperliche Betätigung kann durch Mechanismen, die durch diese körpereigenen Substanzen verstärkt werden, eine ähnliche – wenn auch nicht so starke – Wirkung wie Medikamente auf die Kernsymptome von ADHS haben. Darüber hinaus scheinen sich Medikamente und körperliche Aktivität in ihrer Wirkung gegenseitig zu verstärken.

Die Art der Betätigung scheint keine Rolle zu spielen, sodass das Sprichwort »Der beste Sport ist der, der gemacht wird« auch bei ADHS gilt. Kurze oder zeitlich begrenzte Übungen sind gut, aber besonders vorteilhaft scheinen regelmäßige Routinen und langfristige, wiederholte körperliche Aktivitäten zu sein. Leider berichten viele Menschen mit ADHS, dass es schwierig ist, eine solche Regelmäßigkeit zu erreichen, obwohl sie wissen, dass dies gut für sie wäre.

Nicht nur die Fähigkeit, sich zu konzentrieren, fundierte Entscheidungen zu treffen oder die Strategie zu ändern, wird durch Sport und körperliche Betätigung verbessert. Neben der Verbesserung der körperlichen Fitness und der Senkung des Risikos anderer mit ADHS zusammenhängender Begleiterscheinungen wie Fettleibigkeit, Herz-Kreislauf-Erkrankungen und Demenz verringert Bewegung auch das

Risiko psychiatrischer Komorbiditäten. Angstzustände, Depressionen und Schlafstörungen sind weit verbreitete Beschwerden, die bei vielen Menschen mit ADHS zu erheblichem Leiden führen und die durch regelmäßige körperliche Betätigung verbessert und gelindert werden können. Für diejenigen, die sich für das kleine, aber wachsende Forschungsgebiet ADHS und Bewegung interessieren, ist der aktuelle Wissensstand in einem kürzlich erschienenen Übersichtsartikel gut zusammengefasst. [20]

Pharmakologische Behandlung

Ein Psychiater spielt bei der neuropsychiatrischen Untersuchung, die in einigen Fällen zu einer ADHS-Diagnose führt, eine wichtige, wenn auch oft etwas geringere Rolle. Er stellt sicher, dass alle körperlichen oder geistigen Begleiterkrankungen erkannt und beschrieben werden und dass die Symptome, die der Betroffene beschreibt und zeigt, nicht eher auf eine andere psychiatrische oder physiologische Erkrankung zurückzuführen sind.

Der Psychiater prüft auch, ob bestimmte Medikamente aufgrund einer Erkrankung des Patienten kontraindiziert (nicht hilfreich) sind oder nur mit Vorsicht eingesetzt werden sollten. Der Arzt ist dann für die Einleitung und Weiterverfolgung der vereinbarten pharmakologischen Behandlung verantwortlich.

Die Geschichte der ADHS-Medikamente

Vieles von dem, was wir über ADHS wissen, stammt aus den Erkenntnissen über die Auswirkungen bestimmter chemischer Substanzen (d. h. zentraler Stimulanzien) auf die mit ADHS verbundenen Kernsymptome. Durch einen glücklichen Zufall entdeckte der US-amerikanische Arzt

Charles Bradley Ende der 1930er-Jahre, dass Medikamente auf Amphethaminbasis dazu beitragen, die Hyperaktivität, die sozialen Fähigkeiten und die schulischen Leistungen von Kindern mit Lernschwierigkeiten zu verbessern. Diese Entdeckung geriet fast in Vergessenheit, bis 1954 in den USA Methylphenidat eingeführt wurde. Methylphenidat wurde jedoch zunächst für abnorme Müdigkeit, Depression, Schwäche während der Genesungsphase, Konzentrationsmangel und Gedächtnisstörungen bei Erwachsenen empfohlen; später aber auch für ADHS, sowohl bei Kindern als auch bei Erwachsenen zugelassen. Einige Jahre später, in den 1960er-Jahren, wurde eine weitere Klasse zentraler Stimulanzien entdeckt und eingeführt: die Dexamfetamine. Seitdem wurden diese beiden Hauptklassen von ADHS-Medikamenten weiterentwickelt und umfassen Präparate mit sofortiger, mäßiger und langwirkender Wirkstofffreisetzung, die sich besser an ein individuelles Behandlungsschema anpassen lassen. [73]

Moderne ADHS-Behandlung

Heute sind fünf verschiedene Substanzen aus drei verschiedenen Medikamentenklassen für die Behandlung von ADHS zugelassen: Methylphenidat, Dexamfetamin und Lisdexamfetamin aus der Gruppe der zentralen Stimulanzien, Atomoxetin aus der Gruppe der Antidepressiva und Guanfacin aus der Gruppe der Antiadrenergika.

Es gibt zahlreiche empirische Belege und klinische Erfahrungen, die zeigen, dass die zur Behandlung von ADHS eingesetzten Medikamente wirksam und sicher sind. [16] Nur wenige pharmakologische Wirkstoffe sind so umfassend untersucht worden wie die zur Behandlung von ADHS, vor allem, weil sie bei Kindern und Jugendlichen eingesetzt werden. Den meisten Studien zufolge erfahren etwa 70 Prozent der Personen, denen ADHS-Medikamente verschrieben werden, eine Linderung der Kernsymptome von ADHS. Schwerwiegende unerwünschte Wirkungen sind selten, und die meisten häufigen Nebenwirkungen sind vorübergehend oder lassen sich durch einen Wechsel des Herstellers und der Zusammensetzung oder durch eine Anpassung der Dosis beherrschen.

Viele Studien sind jedoch in Bezug auf die finanzielle und praktische Durchführbarkeit begrenzt. So ist es beispielsweise – zumindest mit den heute verwendeten Methoden und Konzepten – unmöglich, Personen, die nach dem Zufallsprinzip verschiedenen Behandlungsalternativen zugewiesen wurden, über viele Jahre hinweg zu begleiten. Zwar gibt es zahlreiche gut durchgeführte Längsschnittuntersuchungen zu ADHS-Behandlungen, die einhellig positive Auswirkungen ohne schwerwiegende oder verzögerte Nebenwirkungen beschreiben, doch erschwert dies eine sichere Aussage über die langfristigen Auswirkungen oder eine Verallgemeinerung auf Gruppen, die nicht untersucht wurden.

Es gibt jedoch keine ADHS-Behandlung, die isoliert betrachtet werden kann. Vieles von dem, was geändert werden muss, um das tägliche Funktionieren zu verbessern, basiert auf den beiden anderen Modalitäten der evidenzbasierten ADHS-Behandlung: Psychoedukation und kognitiven Hilfen.

Für viele Patienten ist eine medikamentöse Behandlung jedoch entscheidend für den Erfolg der anderen Maßnahmen. Wie man auf ein bestimmtes Medikament reagiert, ist letztlich eine sehr persönliche Erfahrung, aber bei Erwachsenen ist es relativ selten, dass jemand auf Anhieb das richtige Medikament und die richtige Dosis findet. Häufig beginnt die Behandlung damit, dass der Patient, seine Familie und das Behandlungsteam eng zusammenarbeiten, um eine individuelle Behandlungsstrategie zu entwickeln und die Dosierung für eine optimale Symptomkontrolle zu ermitteln.

Sobald das richtige Medikament und die richtige Dosis gefunden sind und keine inakzeptablen Nebenwirkungen oder Risikofaktoren vorliegen, kann die Suche nach neuen individuellen Strategien beginnen.

L. und ihre ADHS-Medikamente

»Ich war 20, als ich zum ersten Mal ein ADHS-Medikament ausprobierte. Ich war lange Zeit ziemlich zurückhaltend und hatte ein wenig Angst vor diesen Medikamenten. Man liest so viel darüber, und viele Leute scheinen zu glauben, dass sie unnötig sind. Manche sagen sogar, dass sie gesundheitsgefährdend sein können. Und

ich habe mich dagegen gesträubt, mich als jemand zu identifizieren, der eine Pille nimmt, um richtig zu funktionieren. Es fühlte sich sogar ein wenig nach einer Niederlage an.

Ich kann nicht sagen, dass meine ersten Erfahrungen mit dem Medikament wirklich gut waren. Ich hatte von Leuten gelesen, die das Gefühl hatten, dass alles wie von selbst ging und sie ihr Leben von der ersten Dosis an in den Griff bekamen. Bei mir war das nicht so. Ich musste eine lange Zeit damit verbringen, verschiedene Medikamente und Dosierungen zu testen. Es gab Nebenwirkungen und Ängste und eine ganze Reihe von Gesprächen mit meinem Arzt. Ich wusste nicht, was mich erwartete, wie es sich anfühlen würde, ob die Nebenwirkungen vergehen würden und ob ich die richtige Dosis nahm.

Letztlich haben wir eine Strategie und eine Dosierung gefunden, die für mich funktioniert. Natürlich ist es nicht ideal, Medikamente einnehmen zu müssen, um den Tag zu überstehen. Aber für mich persönlich ist es das wert. Erst als ich die Diagnose erhielt und die richtigen Medikamente gefunden hatte, verstand ich, dass nicht jeder so zu kämpfen hat wie ich! Es war eine seltsame Einsicht, aber auch eine große Erleichterung zu erkennen, dass nicht die gesamte Menschheit so ein schwieriges Leben führt.«

Setzen wir unsere Patienten unter Drogen?

Es ist nachvollziehbar, welche Qualen Eltern empfinden, wenn sie die Entscheidung treffen müssen, ihr Kind wegen etwas medikamentös zu behandeln, das sie als Teil seiner Persönlichkeit empfinden. Wie ich bereits sagte, ist ADHS keine Störung, die wir heilen können, sondern vielmehr eine Funktionsweise, die wir als »funktionelle Behinderung« oder »funktionelle Abweichung« bezeichnen.

Darüber hinaus handelt es sich bei den Medikamenten, die häufig bei ADHS eingesetzt werden, um zentrale Stimulanzien, die in ihrer chemischen Zusammensetzung ähnlich oder sogar identisch mit bestimmten

Drogen sind, die bei Missbrauch abhängig machen können. Es mag auch etwas paradox erscheinen, stimulierende Medikamente für eine Diagnose zu verwenden, die oft durch Hyperaktivität und die Unfähigkeit, sich zu beruhigen, gekennzeichnet ist. Dies liegt jedoch auf der Hand, wenn man die Ursachen für die Hyperaktivität und Unruhe versteht, von der viele Menschen mit ADHS berichten.

Wie bereits beschrieben (Kapitel »ADHS und das Gehirn«, S. 48), ist die Unterfunktion der Teile des Gehirns, die für Wachsamkeit und Aufmerksamkeit zuständig sind, die Ursache für viele der mit ADHS verbundenen Probleme. In gewissem Sinne könnte man sagen, dass Menschen mit ADHS damit zu kämpfen haben, ihr Gehirn wach zu halten, indem sie für einen ständigen Fluss an neuem Input sorgen. Daher können Medikamente, die die Signalaktivität in bestimmten Teilen des Gehirns erhöhen, indem sie den Dopamin- und Noradrenalinspiegel steigern oder stabilisieren, dazu führen, dass sich die Betroffenen ruhiger und gelassener fühlen und sich besser auf die anstehenden Aufgaben konzentrieren können.

Woher wissen wir, ob wir das Richtige tun? Gibt es ein Risiko oder eine Kehrseite bei der Entscheidung für eine medikamentöse Behandlung von ADHS? Dies sind Fragen, die sich Eltern von Kindern mit ADHS, Erwachsene mit ADHS und die verschreibenden Ärzte immer stellen sollten, bevor sie eine Behandlung beginnen. Alle medizinischen Entscheidungen müssen sich immer auf das beste verfügbare Wissen darüber stützen, was für das betreffende Mädchen oder die betreffende Frau am wirksamsten und geeignetsten sein könnte.

Glücklicherweise gehören ADHS-Medikamente, wie bereits erwähnt, zu den am besten untersuchten Arzneimitteln, die wir haben, was vor allem darauf zurückzuführen ist, dass sie zur Behandlung von Kindern während ihrer körperlichen und geistigen Entwicklung eingesetzt werden. Leider wurden, wie auch in diesem Buch wiederholt erwähnt, die meisten Studien an Jungen und Männern durchgeführt. Dennoch wissen wir heute sehr viel über ADHS-Medikamente, und wir wissen, dass sie wirksam und sicher sind, wenn sie auf die richtige Art und Weise und unter Beachtung der Anweisungen eines erfahrenen Arztes eingenommen werden. Aus irgendeinem Grund, der noch nicht geklärt ist, erhalten Mädchen seltener Zugang zu Medikamenten, obwohl ADHS-Medikamente bei ihnen nachweislich mindestens ebenso wirksam sind wie bei Jungen.

Erwachsene und Eltern sorgen sich häufig, dass ADHS-Medikamente mit Risiken verbunden sind. Viele fragen sich, ob die Gefahr besteht, abhängig zu werden, oder ob wir »das Gehirn eines Kindes anfälliger für einen späteren schädlichen Drogenkonsum machen«. Die Antwort auf diese wichtigen Fragen ist uns in den letzten Jahren immer klarer geworden, und nach zahlreichen unabhängigen Studien und dem heutigen Kenntnisstand lautet sie NEIN.

Wie wir gesehen haben, ist die Wahrscheinlichkeit, dass Kinder und Erwachsene mit ADHS, aus welchen Gründen auch immer, in einen schädlichen Konsum und in eine Abhängigkeit geraten, größer als bei Gleichaltrigen ohne ADHS. [17] [19] Die große Mehrheit der veröffentlichten Forschungsarbeiten weist jedoch darauf hin, dass eine frühzeitige Diagnose und die richtige medikamentöse Behandlung eine solide, schützende Wirkung gegen künftige Probleme mit Drogenkonsum haben. [18] Auch wenn es wichtig ist, die möglichen Risiken einer medikamentösen Behandlung zu erörtern, könnte man sich fragen, warum wir so selten über die Risiken einer *Nichtbehandlung* sprechen, denn die Wissenschaft hinter dieser Frage ist wirklich düster und beunruhigend.

Allerdings können zentrale Stimulanzien zur Behandlung von ADHS auch für nichtmedizinische Zwecke eingesetzt und im schlimmsten Fall missbraucht werden. Dies gilt insbesondere für schnell wirkende oder direkt wirkende zentrale Stimulanzien. Alle Substanzen, die in der Lage sind, einen Dopaminschub im Gehirn auszulösen, haben auch das Potential, in der Freizeit eingenommen zu werden, d.h. zur Veränderung des mentalen Zustands oder um »high« zu werden. Aus diesem Grund gelten zentrale Stimulanzien als Betäubungsmittel. Wenn kurz wirksame ADHS-Medikamente nicht wie vorgeschrieben, aus dem falschen Grund oder in höherer Dosierung als vorgesehen eingenommen werden, besteht die reale Gefahr schädlicher Folgen, wie z.B. einer Abhängigkeit. Klare Behandlungsleitlinien sowie Verordnungs- und Nachsorgeverfahren tragen dazu bei, das Risiko zu verringern, dass Menschen mit dieser Art von Problemen konfrontiert werden.

Zum Schluss …

Warum kam ich auf die Idee, dass ein Buch speziell über ADHS bei Frauen notwendig ist? Sind das Leiden und der Schmerz, die durch diese lebenslange Beeinträchtigung verursacht werden, nicht für beide Geschlechter gleich? Sind die Berichte über Entfremdung, Scham, Stigmatisierung und Misserfolge nicht immer sehr persönlich und individuell, unabhängig von Geschlecht und kulturellem Kontext? Die Antwort auf diese Fragen lautet natürlich sowohl Ja als auch Nein.

Diagnosen wie ADHS – bei denen es sich letztlich um Beschreibungen unterschiedlicher (manchmal extremer) Funktionsweisen, unterschiedlicher Verhaltensweisen und bis zu einem gewissen Grad auch um Persönlichkeitsmerkmale handelt, die wir alle bis zu einem gewissen Grad teilen – müssen immer im Kontext des Einzelnen betrachtet werden. Mit anderen Worten: Es gibt große individuelle Unterschiede zwischen den Menschen, die mit ADHS leben, und eine ADHS-Diagnose existiert niemals isoliert.

ADHS wird heute häufiger diagnostiziert als etwa vor 30 Jahren. In den Medien wird häufig von einer »Inflation der Diagnosen« gesprochen, und die lautesten und kritischsten Stimmen gehören in der Regel Menschen mit begrenzten persönlichen Erfahrungen, Journalisten und andere »Experten«. Für diejenigen unter uns, die in der wissenschaftlichen Forschung tätig sind und mit Menschen zu tun haben, die ihr ganzes Leben mit erheblichen Schwierigkeiten gelebt haben, grenzt solches Gerede, wenn nicht an eine grobe Beleidigung, so doch zumindest an eine ernsthafte und zutiefst ignorante Entkräftung jahrzehntelanger fortschrittlicher, qualitativ hochwertiger Forschung.

Es stimmt, dass ADHS überdiagnostiziert werden kann. Das passiert, wie bei allen anderen Diagnosen auch, wenn wir keine exakte zugrundeliegende Ursache oder keine genauen Möglichkeiten zur objektiven Messung haben. Unvorsichtige und willkürliche Diagnosen sind immer schwerwiegend und falsch, und es ist immer der ADHS-Patient, der durch diagnostische Fehltritte am meisten gefährdet wird. Jemandem ADHS zu attestieren, obwohl seine Probleme vielleicht besser zu einem anderen Erklärungsmodell oder einer anderen Diagnose passen, verzögert eine wirksame Behandlung und verursacht unnötiges Leid. Eine der größten Gefahren der Überdiagnose ist die Verwässerung der ADHS-Diagnose selbst.

Mädchen und Frauen mit ADHS haben bereits mit zahlreichen Vorurteilen über sich selbst und ihre Diagnose zu kämpfen. Und was vielleicht am schwersten wiegt: ADHS wird bei Mädchen und Frauen immer noch unterdiagnostiziert. Veraltete und falsche Behauptungen über die Kausalität – wie die Vorstellung, dass ADHS die Folge einer schlechten Erziehung oder überfürsorglicher/abwesender Eltern, von Trauma oder mangelndem Willen ist, – hindern viele Menschen daran, ein tragfähiges und glaubwürdiges Erklärungsmodell für ihre lebenslangen Beeinträchtigungen zu erhalten.

Die richtige Diagnose und Erklärung ist oft von unschätzbarem Wert und kann entscheidend sein, wenn sich die Puzzleteile zusammenfügen und man versteht, warum man sich sein ganzes Leben lang so unbeholfen »verhalten« hat, warum man immer wieder im selben Trott gelandet ist und warum die »guten« Ratschläge anderer und die Interventionen der medizinischen Fachkräfte versagt haben. Es gibt viele Mädchen und Frauen, die nach Erhalt dieser umstrittenen Diagnose in der Lage waren, Veränderungen herbeizuführen, Zugang zu Hilfsmitteln für die Selbstfürsorge zu erhalten und dies auf der Grundlage ihrer eigenen Bedürfnisse und Prioritäten zu tun.

Viele Frauen mit ADHS werden wieder von vorne anfangen und sich noch ein bisschen mehr anstrengen. Aber irgendwann, wenn ihre Familien, Freunde und Kollegen trotz wiederholter Erklärungen und Versprechen das Gefühl haben, dass sich nichts ändert, werden die Erklärungen zu hohlen Versprechen und der Glaube an die eigenen Fähigkeiten schwindet.

Mit den Schwierigkeiten aufzuwachsen, das eigene Energielevel zu regulieren, sei es durch körperliche Hyperaktivität, Impulsivität oder emotionale Instabilität, ist eine Herausforderung für Mädchen und Frauen sowie für ihre Eltern, Partner und Freunde. Oft brauchen sie Unterstützung und Sicherheit, damit sie die Energie und den Mut haben, sich trotz gelegentlicher Rückschläge weiter zu bemühen und es weiter zu versuchen.

Ein Hauptthema dieses Buches war die Frage, warum es uns so schwerfällt, Mädchen und Frauen mit ADHS zu erkennen und ihnen dann die richtige Hilfe und Unterstützung zukommen zu lassen. Wie wird das in Zukunft aussehen? Wird jemand dieses Buch in 20 Jahren lesen und entsetzt darüber sein, wie wenig über ADHS bei Mädchen und Frauen bekannt war und wie schlecht sie behandelt wurden? Ich hoffe es.

Danke

Dieses Buch wäre ohne die Geschichten und Erfahrungen meiner fantastischen Patienten nicht möglich gewesen. Jeden Tag lehrt ihr mich mehr über ADHS, als ich jemals in einem Lehrbuch oder einem wissenschaftlichen Artikel lesen könnte. Ihr habt erzählt, gelesen, kommentiert und dieses Buch zu dem gemacht, was es ist – eine Unterstützung für andere, die ein ähnliches Leben wie ihr führt oder geführt haben. Ich danke euch aus tiefstem Herzen.

Ich möchte auch all meinen engen Freunden und Kollegen für ihr ehrliches, kluges und engagiertes Feedback danken. Dieses Buch war ein Gemeinschaftswerk, und ich danke euch allen, dass ihr euch die Zeit genommen habt, mir während des Schreibprozesses zu helfen.

Die folgenden Personen möchte ich besonders erwähnen:

Adam Kayser, ich danke Ihnen von ganzem Herzen. Die Übersetzung aus dem Schwedischen wäre ohne Ihre großzügige Spende nicht möglich gewesen. Ich hoffe sehr, dass Ihren Freunden die englische Übersetzung gefällt.

Meine zuverlässigen und sachkundigen Verleger, Ingrid Ericson (Schweden), Bjarke Larsen (Dänemark), Tauno Vahter (Estland), Andy Lim und Professor Bahn (Korea) und Sean Townsend (UK/USA/Australien und Neuseeland). Es ist ein Vergnügen, mit Menschen zu arbeiten, die so scharfsinnig, schnell, einfühlsam und flexibel sind.

Professor Markus Heilig, Freund, Faktenprüfer und unermüdlicher Verfechter der Perspektiven und Rechte unserer Patienten.

Professor Henrik Larsson, eine internationale Autorität auf dem Gebiet der ADHS-Forschung und damals mein PhD-Vater, der dafür gesorgt hat, dass Schweden einen Beitrag zum modernen, evidenzbasierten ADHS-Wissen leistet.

Lena Brandt, Freundin, Statistikerin und Wissenschaftlerin – danke für alles, von der Faktorenberechnung bis zur grammatikalischen Prüfung.

Agneta Hellström, liebe Freundin und Mitstreiterin. Was Agneta nicht über ADHS weiß, ist nicht wissenswert. Vielen Dank, dass Sie Ihre langjährige Erfahrung so großzügig mit mir teilen.

Elisabeth Fernell, deren jahrelanges Wissen über Entwicklungsstörungen und das *Wesentliche* sie zu einem unschätzbaren Gesprächspartner macht.

Christin Edmark, für inspirierende Gespräche über das Leben mit ADHS und dafür, dass sie die Saat für dieses Buch gelegt hat.

Sophie Dow für ihr entschlossenes, unermüdliches und selbstloses Streben, mehr evidenzbasiertes Wissen über die unsichtbaren Mädchen zu verbreiten.

Petra Krantz Lindgren, Pia Rehn Bergander und Helena Kopp Kallner für ihr wertvolles Feedback während des gesamten Schreibprozesses.

Und all die kompetenten und inspirierenden Kollegen von SMART Psykiatri: Sie wissen, wer Sie sind.

Mein besonderer Dank gilt der begnadeten Übersetzerin und Lektorin Alison Wheather von Shiny Things, die dafür gesorgt hat, dass die Stimmen meiner Patienten und meine eigene nicht in der Übersetzung verloren gehen [Anm. d. Red.: Übersetzerin der englischen Ausgabe].

Schließlich Per, Nike, Klara, Hanna, Alexander und Filip, Kim, Mum und Dad. Ihr seid meine Welt; ich verdanke euch alles.

Quellenangaben

[1] Arcia, E. & Conners, C.K. Gender differences in ADHD? *Journal of Developmental and Behavioral Pediatrics,* 1998; 19(2):77–83.

[2] Arnold, P.D., Ickowicz, A., Chen, S. et al. Attention-deficit hyperactivity disorder with and without obsessive-compulsive behaviours: Clinical characteristics, cognitive assessment, and risk factors. *Canadian Journal of Psychiatry,* 2005; 50(1):659–668.

[3] Bale, T.L. & Epperson, C.N. Sex as a biological variable: Who, what, when, why, and how. *Neuropsychopharmacology: official publication of the American College of Neuropsychopharmacology,* 2017; 42(2):386–396.

[4] Barkley, R.A. The relevance of the Still lectures to attention-deficit/hyperactivity disorder: A commentary. *Journal of Attention Disorders,* 2006; 10(2):137–140.

[5] Barkley, R.A., Anastopoulos, A.D., Guevremont, D.C. et al. Adolescents with attention deficit hyperactivity disorder: Mother-adolescent interactions, family beliefs and conflicts, and maternal psychopathology. *Journal of Abnormal Child Psychology,* 1992; 20(3):263–288.

[6] Barkley, R.A. & Fischer, M. Hyperactive child syndrome and estimated life expectancy at young adult follow-up: The role of ADHD persistence and other potential predictors. *Journal of Attention Disorders,* 2019; 23(9):907–923.

[7] Barkley, R.A. & Peters, H. The earliest reference to ADHD in the medical literature? Melchior Adam Weikard's description in 1775 of attention deficit (Mangel der Aufmerksamkeit, Attentio Volubilis). *Journal of Attention Disorders,* 2012; 16(8):623–630.

[8] Bauer, N.S., Ofner, S., Moore, C. et al. Assessment of the effects of pediatric attention deficit hyperactivity disorder on family stress and well-being: Development of the IMPACT 1.0 Scale. *Global Pediatric Health,* 2019; 6:2333794X19835645.

[9] Bengtsdotter, H., Lundin, C., Gemzell Danielsson, K. et al. Ongoing or previous mental disorders predispose to adverse mood reporting during combined oral contraceptive use. *European Journal of Contraception & Reproductive Health Care,* 2018; 23(1):45–51.

[10] Biederman, J., Faraone, S.V., Mick, E. et al. Clinical correlates of ADHD in females: Findings from a large group of girls ascertained from pediatric and psychiatric referral sources. *Journal of the American Academy of Child and Adolescent Psychiatry,* 1999; 38(8):966–975.

[11] Biederman, J., Petty, C.R., O'Connor, K.B., Hyder, L.L. & Faraone, S.V. Predictors of persistence in girls with attention deficit hyperactivity disorder: Results from an 11-year controlled follow-up study. *Acta Psychiatrica Scandinavica,* 2012; 125(2):147–156.

[12] Bussing, R., Gary, F.A., Mason, D.M. et al. Child temperament, ADHD, and caregiver strain: Exploring relationships in an epidemiological sample. *Journal of the American Academy of Child Adolescent Psychiatry,* 2003; 42, 184–192.

[13] Callahan, B.L., Bierstone, D., Stuss, D.T. et al. Adult ADHD: Risk factor for dementia or phenotypic mimic? *Frontiers in Aging Neuroscience,* 2017; 9:260.

[14] Castellanos, F.X. & Tannock, R. Neuroscience of attention-deficit/hyperactivity disorder: The search for endophenotypes. *Nature Reviews Neuroscience, 2002;* 3(8):617–628.

[15] Castle, L., Aubert, R.E., Verbrugge, R.R. et al. Trends in medication treatment for ADHD. *Journal of Attention Disorders,* 2007; 10(4):335–342.

[16] Caye, A., Swanson, J.M., Coghill, D. & Rohde, L.A. Treatment strategies for ADHD: An evidence-based guide to select optimal treatment. *Molecular Psychiatry,* 2019; 24(3):390–408.

[17] Chang, Z., Lichtenstein, P., Halldner, L. et al. Stimulant ADHD medication and risk for substance abuse. *Journal of Child Psychology and Psychiatry, and Allied Disciplines*, 2014; 55(8):878–885.

[18] Chang, Z., Lichtenstein, P. & Larsson, H. The effects of childhood ADHD symptoms on early-onset substance use: A Swedish twin study. *Journal of Abnormal Child Psychology*, 2012; 40(3):425–435.

[19] Charach, A., Yeung, E., Climans, T. & Lillie, E. Childhood attention-deficit/hyperactivity disorder and future substance use disorders: Comparative meta-analyses. *Journal of the American Academy of Child & Adolescent Psychiatry*, 2011; 50(1):9–21.

[20] Christiansen, L., Beck, M.M., Bilenberg, N. et al. Effects of exercise on cognitive performance in children and adolescents with ADHD: Potential mechanisms and evidence-based recommendations. *Journal of Clinical Medicine*, 2019; 8(6):841.

[21] Coghill, D.R., Banaschewski, T., Soutullo, C., Cottingham, M.G. & Zuddas, A. Systematic review of quality of life and functional outcomes in randomized placebo-controlled studies of medications for attentiondeficit/hyperactivity disorder. *European Child & Adolescent Psychiatry*, 2017; 26(11):1283–1307.

[22] Cortese, S., Moreira-Maia, C.R., St Fleur, D. et al. Association between ADHD and obesity: A systematic review and meta-analysis. *The American Journal of Psychiatry*, 2016; 173(1):34–43.

[23] Cortese, S. & Tessari, L. Attention-Deficit/Hyperactivity Disorder (ADHD) and obesity: Update 2016. *Current Psychiatry Reports*, 2017; 19(1):4.

[24] de Graaf, R., Kessler, R.C., Fayyad, J. et al. The prevalence and effects of adult attention-deficit/hyperactivity disorder (ADHD) on the performance of workers: Results from the WHO World Mental Health Survey Initiative. *Occupational and Environmental Medicine*, 2008; 65(12):835–842.

[25] Del Campo, N., Chamberlain, S.R., Sahakian, B.J. et al. The roles of dopamine and noradrenaline in the pathophysiology and treatment of attentiondeficit/hyperactivity disorder. *Biological Psychiatry*, 2011; 69(12):e145–157.

[26] Derks, E.M., Hudziak, J.J. & Boomsma, D.I. Why more boys than girls with ADHD receive treatment: A study of Dutch twins. *Twin Research and Human Genetics: official journal of the International Society for Twin Studies*, 2007; 10(5):765–770.

[27] Dobrosavljevic, M., Solares, C., Cortese, S. et al. Prevalence of attentiondeficit/hyperactivity disorder in older adults: A systematic review and meta-analysis. *Neuroscience & Biobehavioral Reviews*, 2020; 118:282–289.

[28] Dorani, F., Bijlenga, D., Beekman, A.T.F. et al. Prevalence of hormone-related mood disorder symptoms in women with ADHD. *Journal of Psychiatric Research*, 2021; 133:10–15.

[29] Doyle, R. The history of adult attention-deficit/hyperactivity disorder. *Psychiatric Clinics of North America*, 2004; 27(2):203–214.

[30] Dreher, J.C., Schmidt, P.J., Kohn, P. et al. Menstrual cycle phase modulates reward-related neural function in women. *Proceedings of the National Academy of Sciences of the United States of America*, 2007; 104(7):2465–2470.

[31] Elkins, I.J., Saunders, G.R.B., Malone, S.M. et al. Mediating pathways from childhood ADHD to adolescent tobacco and marijuana problems: Roles of peer impairment, internalizing, adolescent ADHD symptoms, and gender. *Journal of Child Psychology and Psychiatry*, 2018; 59(10):1083–1093.

[32] Faraone, S.V., Asherson, P., Banaschewski, T. et al. Attention-deficit/hyperactivity disorder. *Nature Reviews Disease Primers*, 2015; 1:15020.

[33] Faraone, S.V., Banaschewski, T., Coghill, D. et al. The World Federation of ADHD International Consensus

Statement: 208 Evidence-based conclusions about the disorder. *Neuroscience & Biobehavioral Reviews*, 2021; 128:789–818.

[34] Franke, B., Michelini, G., Asherson, P. et al. Live fast, die young? A review on the developmental trajectories of ADHD across the lifespan. *The Journal of the European College of Neuropsychopharmacology*, 2018; 28(10):1059–1088.

[35] Freeman, M.P. ADHD and pregnancy. *American Journal of Psychiatry*, 2014; 171(7):723–728.

[36] Gardner, W., Pajer, K.A., Kelleher, K.J. et al. Child sex differences in primary care clinicians' mental health care of children and adolescents. *Archives of Pediatrics and Adolescent Medicine*, 2002; 156(5):454–459.

[37] Gershon, J. A meta-analytic review of gender differences in ADHD. *Journal of Attention Disorders*, 2002; 5(3):143–154.

[38] Gillberg, C. The ESSENCE in child psychiatry: Early symptomatic syndromes eliciting neurodevelopmental clinical examinations. *Research in Developmental Disabilities*, 2010; 31(6):1543–1551.

[39] Gillberg, C., Gillberg, I.C., Rasmussen, P. et al. Co-existing disorders in ADHD – implications for diagnosis and intervention. *European Child & Adolescent Psychiatry*, 2004; 13 Suppl 1:80–92.

[40] Gogtay, N., Giedd, J.N., Lusk, L. et al. Dynamic mapping of human cortical development during childhood through early adulthood. *Proceedings of the National Academy of Sciences of the United States of America*, 2004; 101(21):8174–8179.

[41] Goodman, D.W., Mitchell, S., Rhodewalt, L. et al. Clinical presentation, diagnosis and treatment of Attention-Deficit Hyperactivity Disorder (ADHD) in older adults: A review of the evidence and its implications for clinical care. *Drugs & Aging*, 2016; 33(1):27–36.

[42] Guldberg-Kjär, T., Sehlin, S. & Johansson, B. ADHD symptoms across the lifespan in a population-based Swedish sample aged 65 to 80. *International Psychogeriatrics*, 2013; 25(4):667–675.

[43] Gur, R.C., Richard, J., Calkins, M.E. et al. Age group and sex differences in performance on a computerized neurocognitive battery in children age 8–21. *Neuropsychology*, 2012; 26(2) 251–265.

[44] Hallberg, U., Klingberg, G., Reichenberg, K. et al. Living at the edge of one's capability: Experiences of parents of teenage daughters diagnosed with ADHD. *International Journal of Qualitative Studies on Health and Wellbeing*, 2008; 52–58.

[45] Hasson, R. & Fine, J.G. Gender differences among children with ADHD on continuous performance tests: A meta-analytic review. *Journal of Attention Disorders*, 2012; 16(3):190–198.

[46] Hatta, T. & Nagaya, K. Menstrual cycle phase effects on memory and Stroop task performance. *Archives of Sexual Behavior*, 2009; 38(5):821–827.

[47] Heide, M., Huttner, W.B. & Mora-Bermudez, F. Brain organoids as models to study human neocortex development and evolution. *Current Opinion in Cell Biology*, 2018; 55:8–16.

[48] Heilig, M. *Hon, Han Och Hjärnan*. 2018. Natur & Kultur (auf Schwedisch).

[49] Henry, E. & Jones, S.H. Experiences of older adult women diagnosed with attention deficit hyperactivity disorder. *Journal of Women & Aging*, 2011; 23(3):246–262.

[50] Hinshaw, S.P. Preadolescent girls with attention-deficit/hyperactivity disorder: I. Background characteristics, comorbidity, cognitive and social functioning, and parenting practices. *Journal of Consulting and Clinical Psychology*, 2002; 70(5):1086–1098.

[51] Hinshaw, S.P., Owens, E.B., Zalecki, C. et al. Prospective follow-up of girls with attention-deficit/hyperactivity disorder into early adulthood: Continuing impairment includes elevated

risk for suicide attempts and self-injury. *Journal of Consulting and Clinical Psychology*, 2012; 80(6) 1041–1051.

[52] Hoogman, M., Bralten, J., Hibar, D.P. et al. Subcortical brain volume differences in participants with attention deficit hyperactivity disorder in children and adults: A cross-sectional mega-analysis. *Lancet Psychiatry*, 2017; 4(4):310–319. Erratum in: *Lancet Psychiatry*, 2017; 4(6):436.

[53] Hosain, G.M., Berenson, A.B., Tennen, H. et al. Attention deficit hyperactivity symptoms and risky sexual behavior in young adult women. *Journal of Women's Health*, 2012; 21(4):463–468.

[54] Ingalhalikar, M., Smith, A., Parker, D. et al. Sex differences in the structural connectome of the human brain. *Proceedings of the National Academy of Sciences of the United States of America*, 2014; 111(2):823–828.

[55] Instanes, J.T., Klungsoyr, K., Halmoy, A. et al. Adult ADHD and comorbid somatic disease: A systematic literature review. *Journal of Attention Disorders*, 2018; 22(3):203–228.

[56] Jiang, H.Y. et al. Maternal and neonatal outcomes after exposure to ADHD medication during pregnancy: A systematic review and meta-analysis. *Pharmacoepidemiology and Drug Safety*, 2019; 28(3):288–295.

[57] Justice, A.J. & de Wit, H. Acute effects of d-amphetamine during the follicular and luteal phases of the menstrual cycle in women. *Psychopharmacology*, 1999; 145(1):67–75.

[58] Justice, A.J. & de Wit, H. Acute effects of estradiol pretreatment on the response to d-amphetamine in women. *Neuroendocrinology*, 2000; 71(1):51–59.

[59] Kaisari, P., Dourish, C.T., Rotshtein, P. et al. Associations between core symptoms of Attention Deficit Hyperactivity Disorder and both binge and restrictive eating. *Frontiers in Psychiatry*, 2018; 9:103.

[60] Keltner, N.L. & Taylor, E.W. Messy purse girls: Adult females and ADHD. *Perspectives in Psychiatric Care*, 2002; 38(2):69–72.

[61] Kessler, R.C., Adler, L., Barkley, R. et al. The prevalence and correlates of adult ADHD in the United States: Results from the National Comorbidity Survey Replication. *The American Journal of Psychiatry*, 2006; 163(4):716–723.

[62] Klengel, T. & Binder, E.B. Epigenetics of stress-related psychiatric disorders and gene x environment interactions. *Neuron*, 2015; 86(6):1343–1357.

[63] Kok, F.M., Groen, Y., Fuermaier, A.B. & Tucha, O. Problematic peer functioning in girls with ADHD: A systematic literature review. *PLoS One*, 2016; 11(11):e0165119.

[64] Kooij, J.J., Michielsen, M., Kruithof, H. et al. ADHD in old age: A review of the literature and proposal for assessment and treatment. *Expert Review of Neurotherapeutics*, 2016; 16(12):1371–1381.

[65] Kopp, S. Girls with Social and/or Attention Impairments. Doctoral thesis. Gothenburg University, Sweden, 2010.

[66] Kopp, S. & Gillberg, C. Swedish child and adolescent psychiatric out-patients – a five-year cohort. *European Child & Adolescent Psychiatry*, 2003; 12(1):30–35.

[67] Kopp, S., Kelly, K.B. & Gillberg, C. Girls with social and/or attention deficits: A descriptive study of 100 clinic attenders. *Journal of Attention Disorders*, 2010; 14(2):167–181.

[68] Kuja-Halkola, R., Lind Juto, K., Skoglund, C. et al. Do borderline personality disorder and attention-deficit/hyperactivity disorder co-aggregate in families? A population-based study of 2 million Swedes. *Molecular Psychiatry*, 2021; 26(1):341–349.

[69] Kuppers, E., Ivanova, T., Karolczak, M. et al. Estrogen: A multifunctional messenger to nigrostriatal dopaminergic neurons. *Journal of Neurocytology*, 2000; 29(5–6):375–385.

[70] Kurz, S., Schoebi, D., Dremmel, D. et al. Satiety regulation in children with

loss of control eating and attention-deficit/hyperactivity disorder: A test meal study. *Appetite*, 2017; 116:90–98.

[71] Larsson, H., Anckarsater, H., Rastam, M., Chang, Z. & Lichtenstein, P. Childhood attention-deficit hyperactivity disorder as an extreme of a continuous trait: A quantitative genetic study of 8,500 twin pairs. *Journal of Child Psychology and Psychiatry*, 2012; 53: 73–80.

[72] Larsson, H., Asherson, P., Chang, Z., Ljung, T. et al. Genetic and environmental influences on adult attention deficit hyperactivity disorder symptoms: A large Swedish population based study of twins. *Psychological Medicine*, 2013; 43:197–207.

[73] Leahy, L.G. Attention-Deficit/Hyperactivity Disorder: A Historical Review (1775 to Present). *Journal of Psychosocial Nursing and Mental Health Services*. 2017, 1;55(9):10–16.

[74] Lundin, C., Wikman, A., Wikman, P. et al. Hormonal contraceptive use and risk of depression among young women with attention deficit hyperactivity disorder. *Journal of the American Academy of Child and Adolescent Psychiatry*, 2023; 62(6):665–674.

[75] Marangoni, C., De Chiara, L. & Faedda, G.L. Bipolar disorder and ADHD: Comorbidity and diagnostic distinctions. *Current Psychiatry Reports*, 2015; 17(8):604.

[76] Matthies, S.D. & Philipsen, A. Common ground in Attention Deficit Hyperactivity Disorder (ADHD) and Borderline Personality Disorder (BPD): Review of recent findings. *Borderline Personality Disorder Emotional Dysregulation*, 2014; 1:3.

[77] McAllister-Williams, R.H., Baldwin, D.S., Cantwell, R. et al. British Association for Psychopharmacology consensus guidance on the use of psychotropic medication preconception, in pregnancy and postpartum 2017. *Journal of Psychopharmacology*, 2017; 31(5):519–552.

[78] Milioni, A.L., Chaim, T.M., Cavallet, M. et al. High IQ may 'mask' the diagnosis of ADHD by compensating for deficits in executive functions in treatment-naïve adults with ADHD. *Journal of Attention Disorders*, 2017; 21(6): 455–464.

[79] Miquel, M., Nicola, S.M., Gil-Miravet, I., Guarque-Chabrera, J. & Sanchez-Hernandez, A. A working hypothesis for the role of the cerebellum in impulsivity and compulsivity. *Frontiers in Behavioral Neuroscience*, 2019;13:99.

[80] Mischel, W., Ebbesen, E.B. & Zeiss, A.R. Cognitive and attentional mechanisms in delay of gratification. *Journal of Personality and Social Psychology*, 1972; 21(2):204–218.

[81] Mischel, W., Shoda, Y. & Rodriguez, M.I. Delay of gratification in children. *Science*, 1989; 244(4907):933–938.

[82] Mowlem, F., Agnew-Blais, J., Taylor, E. et al. Do different factors influence whether girls versus boys meet ADHD diagnostic criteria? Sex differences among children with high ADHD symptoms. *Psychiatry Research*, 2019a; (272):765–773.

[83] Mowlem, F.D., Rosenqvist, M.A., Martin, J. et al. Sex differences in predicting ADHD clinical diagnosis and pharmacological treatment. *European Child & Adolescent Psychiatry*, 2019b; 28:481–489.

[84] Nadeau, K.G.Q.P. *Understanding Women with ADHD*. 2002. Silver Spring, MD: Advantage Books.

[85] Nazar, B.P., de Sousa Pinna, C.M., Suwwan, R. et al. ADHD rate in obese women with binge eating and bulimic behaviors from a weight-loss clinic. *Journal of Attention Disorders*, 2016; 20(7):610–616.

[86] Nazar, B.P., Pinna, C.M., Coutinho, G. et al. Review of literature of attention deficit/hyperactivity disorder with comorbid eating disorders. *Brazilian Journal of Psychiatry*, 2008; 30(4):384–389.

[87] Nigg, J.T. Attention-deficit/hyperactivity disorder and adverse health outcomes. *Clinical Psychology Review*, 2013; 33(2):215–228.

[88] Nilsson, I. & Nilsson-Lundmark, E. ADHD ur ett socioekonomiskt perspektiv. *Socialmedicinsk tidskrift*, 2013 (auf Schwedisch).

[89] Ohan, J.L. & Visser, T.A. Why is there a gender gap in children presenting for attention deficit/hyperactivity disorder services? *Journal of Clinical Child and Adolescent Psychology*: the official journal for the Society of Clinical Child and Adolescent Psychology, American Psychological Association, Division 5, 2009; 38(5):650–660.

[90] Østergaard, S.D., Dalsgaard, S., Faraone S.V. et al. Teenage parenthood and birth rates for individuals with and without attention-deficit/hyperactivity disorder: A nationwide cohort study. *Journal of the American Academy of Child & Adolescent Psychiatry*, 2017; 56(7):578–584.

[91] Petrovic, P. *Känslostormar.* Natur & Kultur. 2015 (auf Schwedisch).

[92] Pisecco, S., Huzinec, C. & Curtis, D. The effect of child characteristics on teachers' acceptability of classroom-based behavioral strategies and psychostimulant medication for the treatment of ADHD. *Journal of Clinical Child Psychology*, 2001; 30:413–421.

[93] Polanczyk, G.V., Willcutt, E.G., Salum, G.A. et al. ADHD prevalence estimates across three decades: An updated systematic review and metaregression analysis. *International Journal of Epidemiology*, 2014; 43(2):434–442.

[94] Quinn, P.O. Treating adolescent girls and women with ADHD: Gender-specific issues. *Journal of Clinical Psychology*, 2005; 61(5):579–587.

[95] Quinn, P.O. & Madhoo, M. A review of attention-deficit/hyperactivity disorder in women and girls: Uncovering this hidden diagnosis. *The Primary Care Companion for CNS Disorders*, 2014; 16(3):PCC.13r01596

[96] Quinn, P.O. & Wigal, S. Perceptions of girls and ADHD: Results from a national survey. *Medscape General Medicine*, 2004; 6(2):2.

[97] van Rensburg, K. & Arif, M. The language of ADHD and its relevance in the diagnostic process. 7th World Congress on ADHD, Lisbon – 25 April 2019.

[98] Roberts, B., Eisenlohr-Moul, T. & Martel, M.M. Reproductive steroids and ADHD symptoms across the menstrual cycle. *Psychoneuroendocrinology*, 2018; 88:105–114.

[99] Rucklidge, J., Brown, D., Crawford, S. et al. Attributional styles and psychosocial functioning of adults with ADHD: Practice issues and gender differences. *Journal of Attention Disorders*, 2007; 10(3):288–298.

[100] Rucklidge, J. & Tannock, R. Psychiatric, psychosocial, and cognitive functioning of female adolescents with ADHD. *Journal of the American Academy of Child and Adolescent Psychiatry*, 2001; 40(5):530–540.

[101] Sanchez, M., Lavigne, R., Romero, J.F. et al. Emotion regulation in participants diagnosed with attention deficit hyperactivity disorder, before and after an emotion regulation intervention. *Frontiers in Psychology*, 2019; 10:1092.

[102] SBU. *ADHD hos flickor, en inventering av det vetenskapliga underlaget.* Rapport nr 174, 2005 (in Swedish).

[103] Sciutto, M.J., Nolfi, C.J. & Bluhm, C. Effects of child gender and symptom type on referrals for ADHD by elementary school teachers. *Journal of Emotional and Behavioral Disorders*, 2004; 12:247–253.

[104] SFBUP. *Riktlinje ADHD* www.sfbup.se/vardprogram/riktlinje-adhd (auf Schwedisch).

[105] Skoglund, C., Chen, Q., D'Onofrio, B.M. et al. Familial confounding of the association between maternal smoking during pregnancy and ADHD in offspring. *Journal of Child Psychology and Psychiatry*, 2014; 55 61–68

[106] Skoglund, C., Chen, Q., Franck, J. et al. Attention-Deficit/Hyperactivity Disorder and risk for substance use disorders in relatives. *Biological Psychiatry*, 2015; 77:880–886

[107] Skoglund, C., Kopp Kallner, H., Skalkidou, A. et al. Association of Attention-Deficit/Hyperactivity Disorder with teenage birth among women and girls in Sweden. *JAMA Network Open*, 2019; 2(10):e1912463.

[108] Sonuga-Barke, E.J. & Castellanos, F.X. Spontaneous attentional fluctuations in impaired states and pathological conditions: A neurobiological hypothesis. *Neuroscience & Biobehavioral Review*, 2007; 31(7):977–986.

[109] Sundström Poromaa, I., Comasco, E., Sumner, R. et al. Progesterone – friend or foe? *Frontiers in Neuroendocrinology*, 2020; 59:100856.

[110] Surman, C.B.H. & Goodman, D.W. Is ADHD a valid diagnosis in older adults? *Attention Deficit Hyperactivity Disorder*, 2017; 9(3):161–168.

[111] Thapar, A. & Cooper, M. Attention deficit hyperactivity disorder. *The Lancet*, 2016; 387(10024):1240–1250.

[112] Thapar, A., Cooper, M., Eyre, O. et al. What have we learnt about the causes of ADHD? *Journal of Child Psychology and Psychiatry, and Allied Disciplines*, 2013; 54(1):3–16.

[113] Thurber, J.R., Heller, T.L. & Hinshaw, S.P. The social behaviors and peer expectation of girls with attention deficit hyperactivity disorder and comparison girls. *Journal of Clinical Child and Adolescent Psychology*, 2002; 31(4):443–452.

[114] University of Chicago. WISER – The Scientific Roots of Wisdom, Compassion, & What Makes us Good. A Discussion with Dilip Jeste and Howard Nusbaum, November 19, 2020.

[115] Weber, M.T., Maki, P.M. & McDermott, M.P. Cognition and mood in perimenopause: A systematic review and meta-analysis. *The Journal of Steroid Biochemistry and Molecular Biology*, 2013; 142:90–98.

[116] White, T.L., Justice, A.J., de Wit, H. Differential subjective effects of D-amphetamine by gender, hormone levels and menstrual cycle phase. *Pharmacology, Biochemistry, and Behavior*, 2002; 73(4):729–741.

[117] Wynchank, D., Bijlenga, D., Beekman, A.T. et al. Adult Attention-Deficit/Hyperactivity Disorder (ADHD) and insomnia: An update of the literature. *Current Psychiatry Reports*, 2017; 19(12):98.

[118] Wynchank, D., Ten Have, M., Bijlenga, D. et al. The association between insomnia and sleep duration in adults with Attention-Deficit Hyperactivity Disorder: Results from a general population study. *Journal of Clinical Sleep Medicine*: official publication of the American Academy of Sleep Medicine, 2018; 14(3):349–357.

[119] Young, S., Adamo, N., Ásgeirsdóttir, B.B. et al. Females with ADHD: An expert consensus statement taking a lifespan approach providing guidance for the identification and treatment of attention-deficit/hyperactivity disorder in girls and women. *BMC Psychiatry*, 2020; 20(1):404.

Empfehlungen von Lotta Borg Skoglund

Im Folgenden finden Sie weiterführende Empfehlungen.

Empfohlene Lektüre

Barkley, R. A. ADHD and the Nature of Self-Control. 2005. New York, NY: Guilford Press.

Barkley, R. A. Executive Functions. 2012. New York, NY: Guilford Press.

Barkley, R. A. When an Adult You Love Has ADHD. 2016. Washington, DC: American Psychological Association.

Young, S., Adamo, N., Ásgeirsdóttir, B. B. et al. Females with ADHD: An expert consensus statement taking a lifespan approach providing guidance for the identification and treatment of attention-deficit/hyperactivity disorder in girls and women. BMC Psychiatry, 2020; 20(1):404.

Bibliografische Information der Deutschen Nationalbibliothek
Die Deutsche Nationalbibliothek verzeichnet diese Publikation in der Deutschen Nationalbibliografie; detaillierte bibliografische Daten sind im Internet über http://dnb.d-nb.de abrufbar.

Programmplanung: Celestina Filbrandt
Projektmanagement: Anja Bippus
Übersetzung: © Thieme Übersetzung: Thieme; Redaktion des übersetzten Textes: Magdalena Kieser
Bildredaktion: Marie Crämer

Umschlaggestaltung: © Thieme
Layout: CYCLUS · Visuelle Kommunikation, Stuttgart

Bildnachweis:
Covermotiv und Bild S. 4: © Cienpies Design/stock.adobe.com
Autorinnenfoto: © Eva Lindblad/1001bild.se

Die englische Originalausgabe erschien 2024 unter dem Titel »ADHD Girls to Women: Getting on the Radar«.

1. Auflage 2025

TRIAS Verlag in Georg Thieme Verlag KG
Oswald-Hesse-Straße 50, 70469 Stuttgart

www.trias-verlag.de

Printed in Germany

Satz: CYCLUS · Media Produktion, Stuttgart

Druck: AZ Druck und Datentechnik GmbH, Kempten

Gedruckt auf chlorfrei gebleichtem Papier

ISBN 978-3-432-11955-7
eISBN (ePub) 978-3-432-11956-4

2 3 4 5 6

MIX
Papier | Fördert gute Waldnutzung
FSC® C008457
FSC www.fsc.org